チック・トゥレット症の子どもたち

内的感覚の理解と治療意欲を支える

星野恭子 著
医療法人社団昌仁醫修会
瀬川記念小児神経学クリニック理事長

子どもの
こころの
発達を知る
シリーズ
11

合同出版

シリーズ「子どものこころの発達を知るシリーズ」は、まずは親、教師、地域の保健福祉の担当者、そしてプライマリケアを担う小児科医をはじめとする子どもの心の健康を身近で支え、子どもの心の諸問題に最初に関わることになる大人たちに、精神疾患やその関連領域の問題に関するバランスのよい情報を提供する目的で企画されました。

本シリーズは、疾患や問題の概念を現在世に流れているような誤解や偏見から解き放ち、正しく中立的な概念をわかりやすく提供し、定義、診断、治療・支援、予後など、それらの全体像を知ってもらう手助けとなることを目指します。

とりわけ身近な大人たちが、自分に何ができるか、何をなすべきかについて考え始めるきっかけとなるようなシリーズになったら素晴らしいと思っています。

シリーズ監修者　齊藤万比古

はじめに

チック・トゥレット症は、発症のメカニズムの解明も対処法も非常にむずかしい疾患で、20年来、この疾患の臨床に携わってきた私も、チック・トゥレット症のすべてを理解しているとは、とても言うことができません。

私たち瀬川記念小児神経学クリニックのスタッフは、チック・トゥレット症の当事者の声を聴きながら、全力でその治療に向き合っています。私たちが臨床で理解したこと、実際に行っている治療方法、内外の最新の研究を踏まえて、チック・トゥレット症の本人やご家族、周囲におられる方々に、ぜひ知っておいてほしいことを本書に盛り込みました。

「チック症でない私」には、患者さんが一様に訴える「ムズムズする感覚・したくなる感覚」さえ理解することがむずかしいことを、つくづく思い知らされました。後ほど紹介しますが、ご自身がチック・トゥレット症で、日本ＣＢＩＴ（シービット）療法協会代表の木田哲郎先生は「チックの人は、身体の中に湧いてくるムズムズする感覚のハードルが低く、そのムズムズどおりに動かすのです。

本人たちにとっては、そのムズムズを取り除くための、きわめて適応的な動きなのです」と、チックと内的感覚の関係を表現されています。

チック・トゥレット症の患者さんから「先生たちも、普通のムズムズがあるじゃないですか。あの感覚が僕たちは強くて感じやすいのですよ」と言われたことがあります。私には「ムズムズっていったいどういう感覚なんだろう?」と、なかなかピンときませんでした。

つまり、この本は「チック・トゥレット症でない医師の私が、保護者、支援者、治療者のためと称してこれまで私自身が学んできた医学的知識と臨床的知見をまとめた」という、外堀を埋めながら本丸に接近するような本です。チック・トゥレット症に手探りで挑んだ証拠のような内容ですが、何かしらの役に立つ情報を得ていただければ幸いです。

チック・トゥレット症は、内的感覚を強く伴う疾患で、現在でも研究者が解明しきれていない領域があり、内的感覚を言語化することが可能なのは、患者さん本人だけなのかもしれません。

「チックが出る子は、育て方が悪かったからだ」という俗説がありますが、これはまったくの誤解です。

この本を書いた目的は、患者さん本人や、ご家族、周囲の方が、「チック・

トゥレット症というのはこのような理解の仕方もあるのだな」と、少しでもほっとするような、安心する気持ちになっていただくことです。そして、読んでいただいた後に、当事者の日々の大変さや、治したいと思う気持ちにどれほど寄り添うことができるようになるか、そのことを期待しています。

この本はチック・トゥレット症のすべてをカバーしたものではありません。この本を読んですべて理解したつもりになって、自己流で子どもたちに治療を強制しないでいただきたいです。

この本が、この複雑な疾患の理解に、ほんの一部でもつながれば、本当にありがたいと思っています。

星野恭子

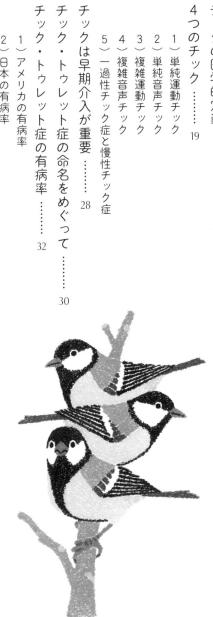

第2章　チック・トゥレット症の合併症

第3章　チック症やトゥレット症にかかわる検査

第4章　チックの薬物療法

第5章　薬物療法以外の治療法

第6章　家庭、学校でしてほしい対応

第8章　チック・トゥレット症を抱える人の青年期の支援

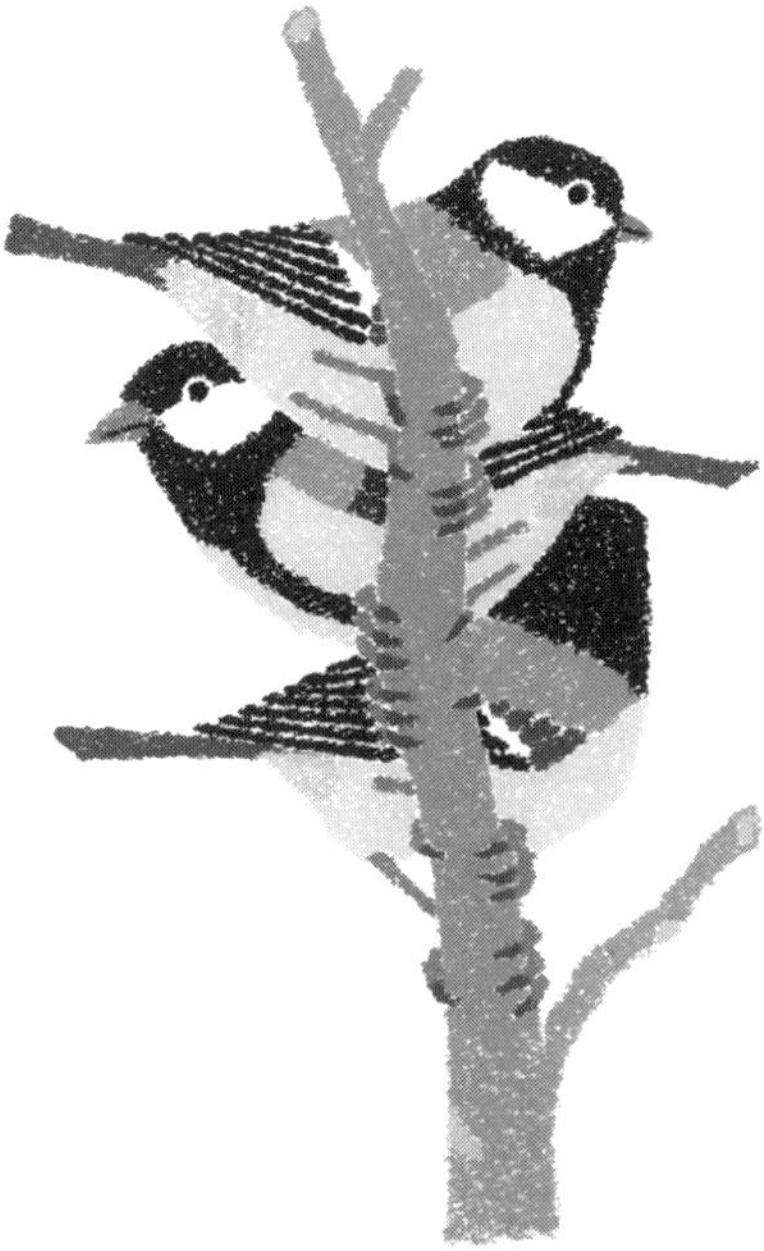

第１章

チックとはどのような病気か

1 勝手に身体の動きが出てしまう状態

チックというのは、急にまばたきが増えたり、目がぐるぐる回ったり、鼻をムズムズと動かしたりするような動きや、小さな声でふんふんと声を出したり、鼻を鳴らしたり、風邪を引いていないのに咳払いをする、などの行動が続く状態を指します。

医学用語では、不随意運動*と呼ばれ、自分の意思とは関係なく、勝手に身体の動きが出てしまうのです。

チック症でなくても不随意運動が起こることがあります。例えば、うたたねしている間に、体がガクッとして目が覚めることを体験したことがあると思いますが、このガクッとする動きは、自分の意思とは関係なく起こる動きです。また、緊張して手や唇がわなわな震えてしまう動きも不随意運動です。心の中では「落ち着いて」と念じているにもかかわらず、動きは止まりません。

しかし、チック・トゥレット症の研究者・治療家の中にも、当事者もチックの一部をコントロールすることもできるという判断から、「半不随意運動」と定義

＊不随意運動：ジストニア（身体が突っ張ってしまう）、アテトーゼ（顔や手足をゆっくり動かしてしまう）、舞踏運動（踊るように身体を振ってしまう）、バリズム（上肢や下肢を突然大きく振り回してしまう）などがある。

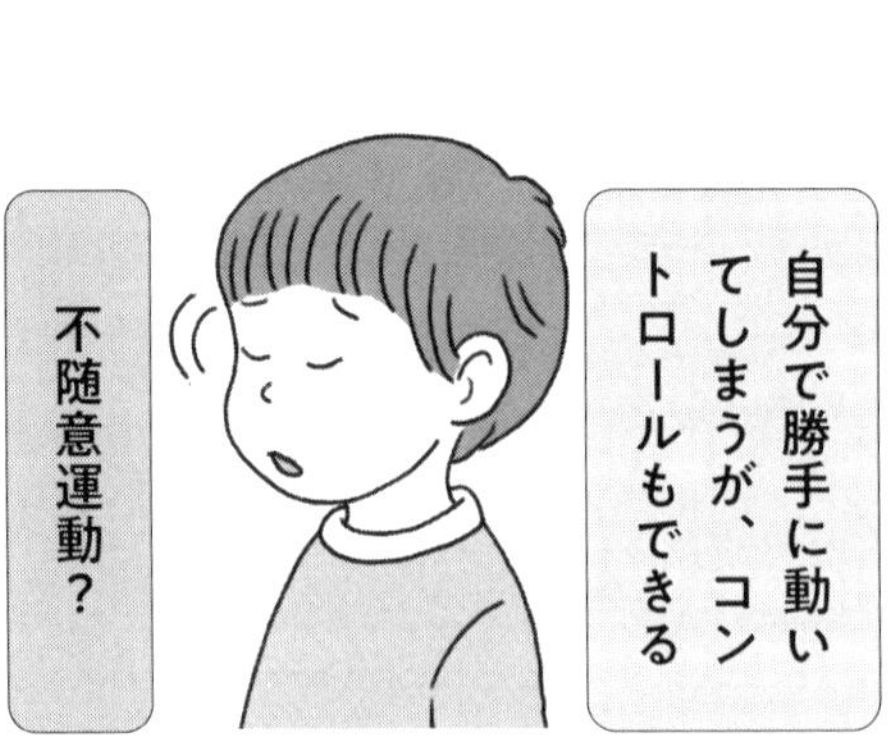
自分で勝手に動いてしまうが、コントロールもできる
不随意運動？

図1－1
未解明の部分が多いチック
著者作成

している人もいます。当事者の中にも、「ムズムズするから、意識して声を出したり、鼻を動かしているので、不随意の現象ではない」という人もいます（図1－1）。

不随意運動の研究者は、チックを不随意運動の一つとして扱っています。不随意運動は、手の震えや、顔のぴくつき、足がムズムズする感じなど体の一部だけの軽微なものから、本態性振戦*、パーキンソン病、ジストニアなど全身に及ぶ不随意運動まで含まれます。

私は、チック症は「チックを出したい」という強い内的な衝動によるもので、神経内科が治療対象にしているジストニアやパーキンソン病のような不随意運動とは異なった疾患であると考えています。音声チックではむしろ「自分でチックを出してしまう、随意運動的な要素」が強いのではないかと考えています。

チック症が、不随意運動なのか、半不随意運動なのか、専門家の間でも見解が分かれるところですが、治療、ケアでは重要な観点になってきます。

＊本態性振戦：はっきりした原因がないにもかかわらず、手や頭などが不随意に（意のままにならずに）震える病気。

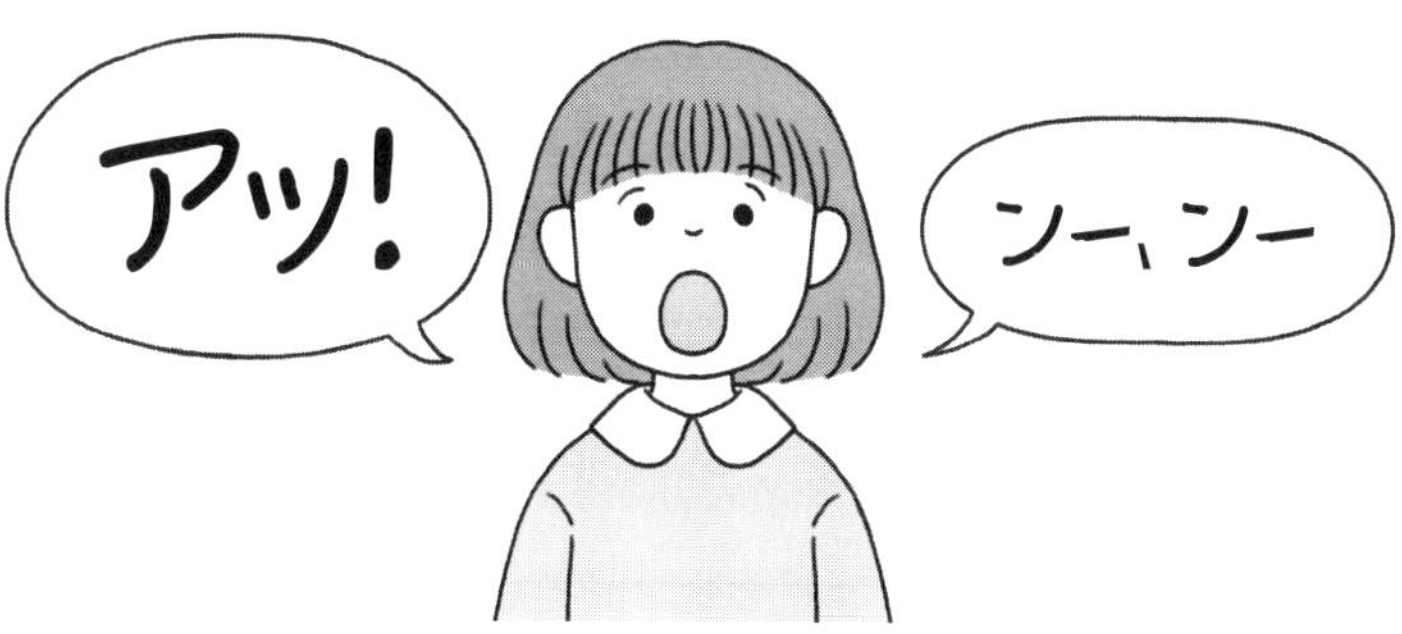

2 運動チックには、神経伝達物質ドパミンが関係している

瀬川記念小児神経学クリニックの開設者、小児神経学の権威だった瀬川昌也先生は、1970年「瀬川病」を発見しました。瀬川病の正式名称は「著明な日内変動を呈する遺伝性進行性ジストニア」で、10歳までに発病することが多く、筋肉の異常な緊張によって姿勢や運動に障害をきたし、うまく歩けない、手足が緊張して思うように動かせない、姿勢が曲がってしまうなどの症状が現れ、始まりは片足が多く、他の足や腕に拡大していくことが観察されています。

瀬川病は、ドパミンという中枢神経系に存在する神経伝達物質が深くかかわっており、「朝は調子がよいが、夕方になると悪くなる」という特徴を持っています。* 一日の中で、症状が大きく変動するという特徴は、チックを理解するうえでも重要なポイントです。

よく知られているように、意識的に体を動かしたり、声を出したりするのは脳からの指令、とりわけドパミン*が関係しています。

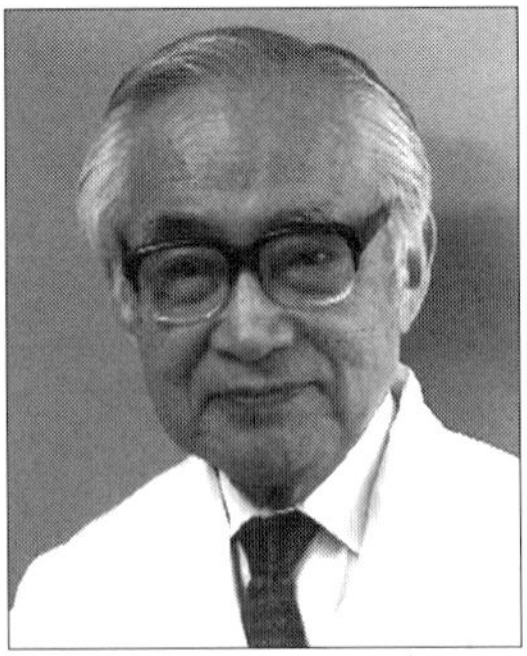
瀬川昌也先生（1936〜2014年）

*そしてLドパが著効する。

***ドパミン：**運動調節、ホルモン調節、快の感情、意欲、学習などにかかわる神経伝達物質で、セロトニン、ノルアドレナリン、アドレナリン、ヒスタミンなどの仲間で、総称してモノアミン神経伝達物質と呼ばれる。

ドパミンの分泌異常から起こってくる有名な病気として、パーキンソン病が知られています。これは、高齢になってから脳のドパミンをつくる神経が壊れてしまう病気で、子どもの病気ではありません。しかし、瀬川病もチックもパーキンソン病も、ドパミン神経が関係しているという共通点があります。

3 チックの医学的定義

表1－1を見てください。チックの医学的な定義は「単一筋または複数の筋群に起こる短時間の、素早い、反復する、無目的に見える常同的な運動」というものです。つまり、一つの筋肉またはいくつかの筋肉が、短い時間でパパッと動く、目的がないように見える運動、という意味です。一方、後で紹介する「複雑運動チック」（24ページ参照）は、短時間で素早い運動かもしれませんが、その行動には目的があるように見えます。次に診断基準の分類を示します（表1－2）。

不随意運動とは

脱力や痙縮によらずに、随意または自動運動が過剰になる病態

チックの定義

単一筋または複数の筋群に起こる短時間の、素早い、反復する、無目的に見える常同的な運動。
学童の5～24％

1885年 Gille de la Tourette 症候群

反響言語と汚言を伴うチック。
定義：1年以上　音声・運動チックが続く
疫学　0.1～0.5／1000　男：女＝4：1

表1－1
チックの定義
『不随意運動の診断と治療』
梶 龍児 著

表1－2　DSM－Vによる分類

1　暫定的チック症

・一種類または多彩な運動チックおよび・または音声チック。

・チックの持続は1年未満。

2　持続性（慢性）運動または音声チック症

・一種類または多彩な運動チック、または音声チックが病気に存在したことがあるが、運動チックと音声チックの両者がともに見られることはない。

・チックの頻度は増減することがあるが、最初にチックが始まってからから1年以上は持続している。

・トゥレット症候群の基準をみたしたことがない。

3　トゥレット症候群

・多彩な運動チック、および一つまたはそれ以上の音声チックの両方が同時に存在するとは限らないが、疾患のある時期に存在したことがある。

・チックの頻度は増減することがあるが、最初にチックが始まってから1年以上は持続している。

いずれも・発症は18歳未満である。

・物質（例：コカイン）の生理学的作用、または他の遺伝性疾患（ハンチントン病、ウイルス性脳炎）によるものではない。

4　４つのチック

チックは、図１－２のようにチックの状態から「単純チック」と「複雑チック」に分かれ、声が出るか否かで、「運動チック」と「音声チック」に分かれます。そして「単純運動チック」「単純音声チック」「複雑運動チック」「複雑音声チック」の４つに分類することができます。

また、それぞれのチックが出現する年齢や身体の部位などについては図１－３、チックの特徴については図１－４にまとめました。

図1－2　チック症状の種類

	単純チック：明らかに無目的な、素早くて単純な動きや音声	複雑チック：持続がやや長く、意味があるように見える動きや音声
運動チック	**1　単純運動チック** 顔から上半身にかけて多い ・まばたき　・目を動かす ・口をゆがめる　・鼻を動かす ・首を振る　など	**3　複雑運動チック** 日常の動作に近い ・腕の屈伸　・スキップ ・飛び跳ねる　・たたく ・臭いをかぐ　など
音声チック	**2　単純音声チック** 単純な音の連続 ・「ンンン」など声を出す ・咳払いをする　・鼻を鳴らす ・喉を鳴らす　など	**4　複雑音声チック** 言葉、文章など 汚言症（コプロラリア） ・不適切な言葉、性的な言葉 反響言語（エコラリア） 反復言語（パリラリア）　など

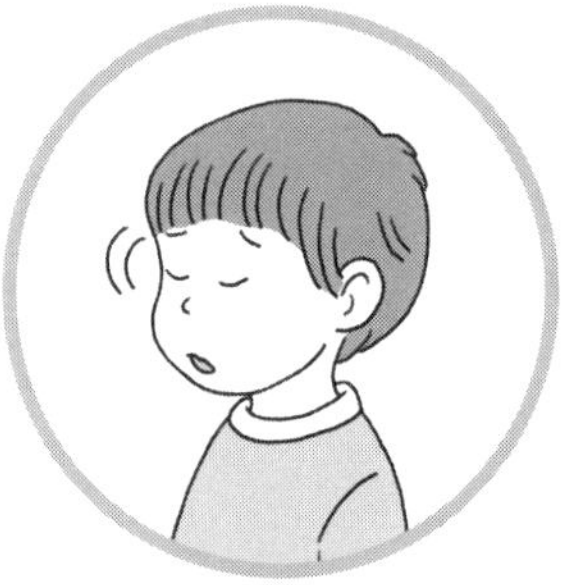

まばたき

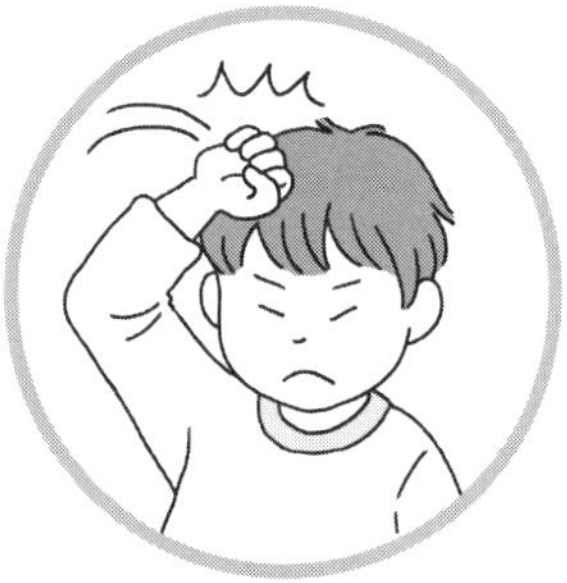

体を叩く

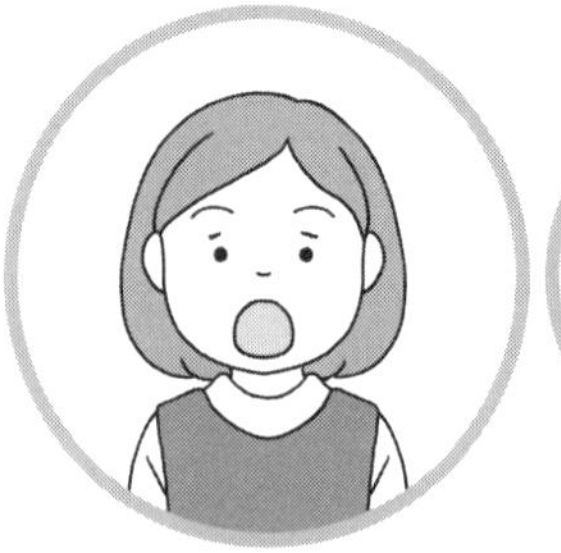

汚言症

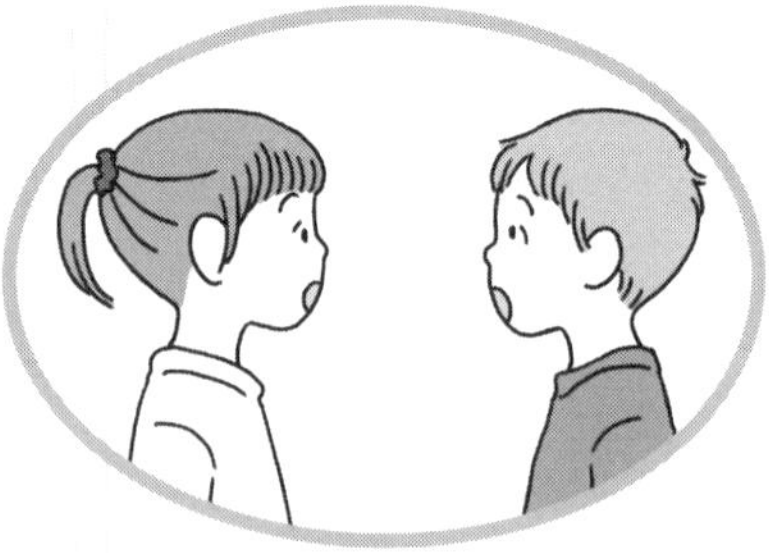

反響言語
（人の言葉を繰り返す）

『チック・トゥレット症ハンドブック ― 正しい理解と支援のために ―』
（NPO法人日本トゥレット協会）より引用、作成

図1－3　チックの経過

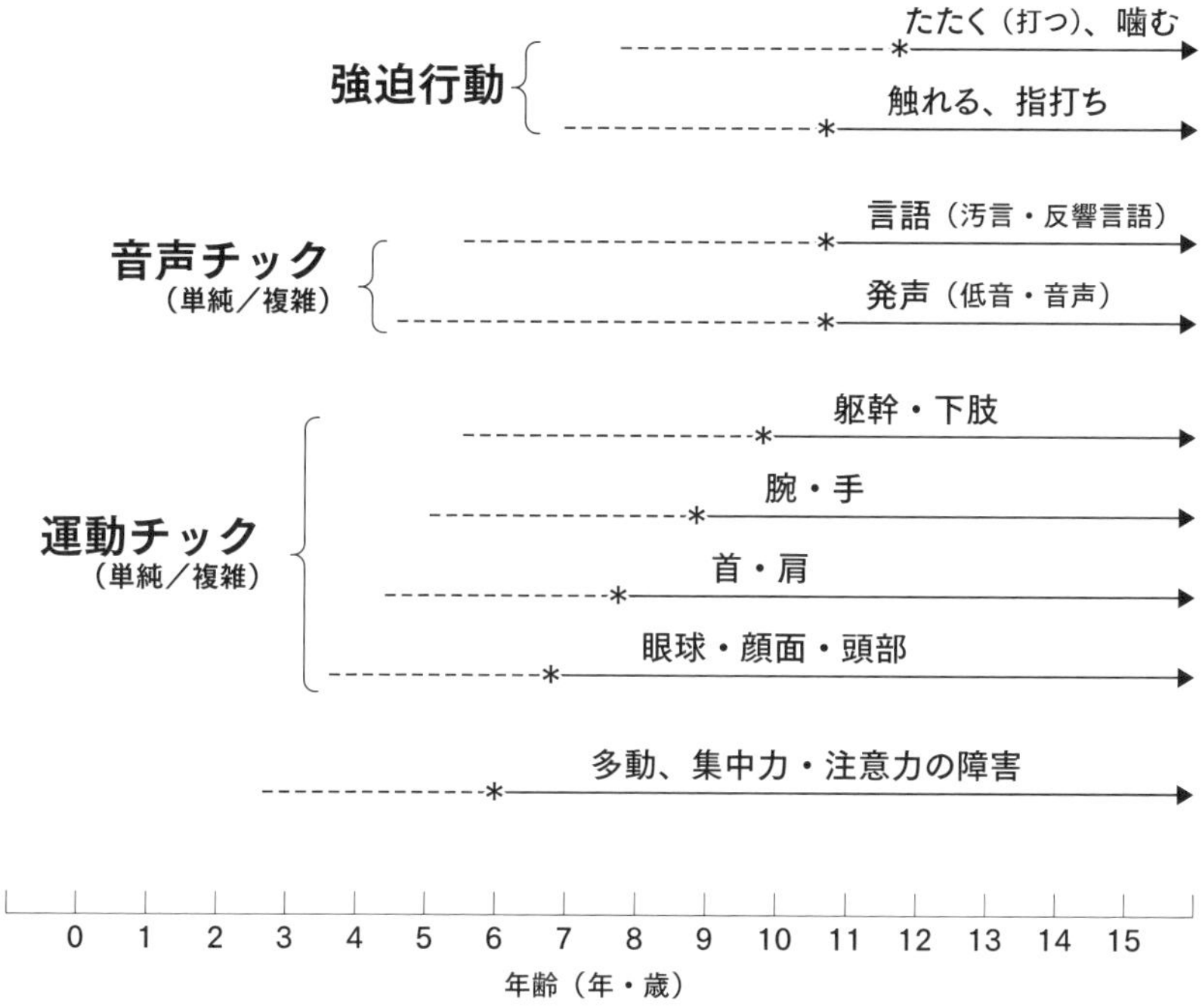

＊印以前は前兆としての一過性チックの出現期間を示す

Jaggerら, 1982年　一部変更

1. ストレス・集中・緊張・遅寝・運動不足・ゲーム
　アレルギー（鼻炎等）でも増悪
2. 睡眠中は通常消失することが多い　**不随意運動ではない？**
3. 制御できず勝手に出るが、我慢できることもある
4. チックの前に　**「動かしたい」Urge**がある
5. チックの後に　**「すっきりする」**こともある
6. 幼児期は一過性、小学校中・高学年より複雑な症状
7. 強迫性障害、ＡＤＨＤ、不安障害が高頻度に合併
8. 睡眠障害、むずむず脚症候群の合併
9. 神経発達症の合併が多い
10. 家族歴が多い　（遺伝的素因）がある

図1－4
チックの特徴

1）単純運動チック

一つの関節がぴくんと動くような短く無目的な動きで、首から上の範囲に多く見られます。幼児期には、「まばたき」「鼻を動かす」「鼻をムズムズさせる」「目をぐるりとまわす」「目を動かす」「白目になる」などが多く見られます。他には「顔をしかめる」「顔をくしゃっとさせる」など、顔全体の動きになることがあります。

「首を振る」という運動が見られますが、「首を横に振る」の中には、「髪の毛をはらうように振る」「横を小刻みに振るわす」「首が痛くなるほど横に激しく振る」など様々なものがあります。また、「首を縦に振る」の中には、首を前に倒す、何回もうなずく、首を後ろに反らす、首を激しく後ろに振る、などがあります（首の動きになると、「複雑チック」の要素が入ってくることがあります）。

チックをする子どもたちは「ムズムズするから」という表現をよく使います。「鼻がかゆいから」「首の後ろがムズムズするから」「髪の毛が邪魔だから」などの訴えに伴うものです。判断が大変むずかしいのですが、これらの気持ちの中に「ムズムズが気になる」「髪の毛が気になる」など、「気になる」という訴えが入ってくるケースでは、「強迫性障害*の要素があるのかもしれない」と考えてい

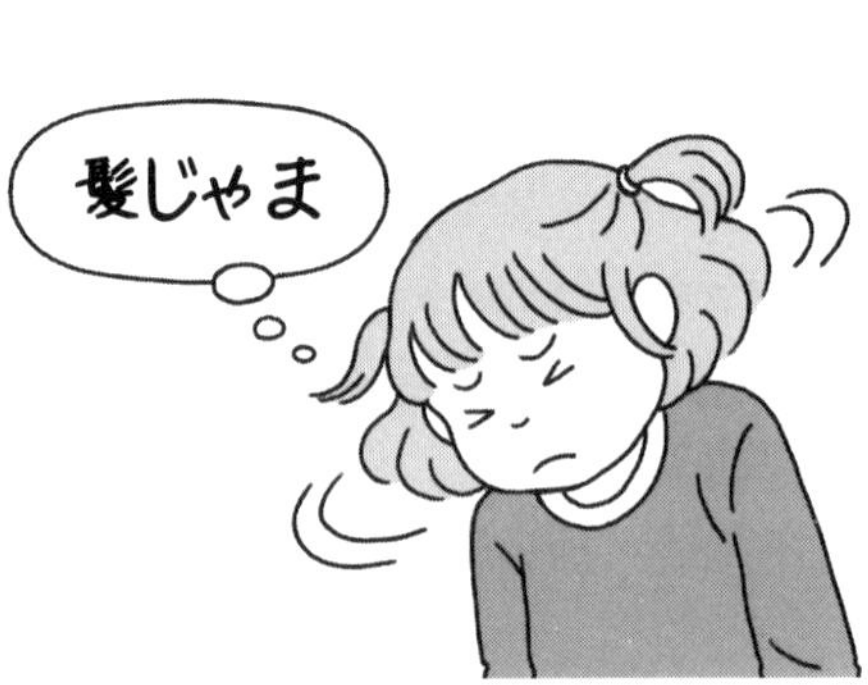

＊**強迫性障害**：つまらないことだとわかっていても、そのことが頭から離れず、何度も同じ確認などを繰り返してしまう精神疾患。意志に反して頭に浮かんでしまって払いのけられない考えを「強迫観念」、ある行為をせずにはいられないことを「強迫行為」と言う。39ページ参照。

ます。

　単純チックは、運動チックでも音声チックでも幼児期から小学校低学年に多く、複雑チックは、運動チックも音声チックも小学校高学年に初発することが多く見られます。ですから、幼児期から複雑チックがあるケースでは、「この子は、強迫性障害や注意欠如・多動性障害（以下、ＡＤＨＤ）の要素を持っているのではないか」と予測を立てることがあります。

　成人で、軽い単純チックのみで、社会生活にさほどの困難さがない場合は、治療の必要がないと判断することもありますが、単純チックでも症状が激しいケースでは、「症状の背景に強迫性障害や不安障害が隠れている」可能性があり、引き続き経過を観察していく必要があります。

2）単純音声チック

　単発の音で言葉になっていないものをさします。鼻鳴らしや咳払いもこれに入ります。「んんん」「ああ」「ふんふん」「う」「あ」「わ」などの単純な音が脈絡なく出る症状で、「うわーん」という鳴き声のような声や「はっ」という気合の高い音もあります。このような声と一緒に鼻すすり、鼻鳴らし、咳払い、咳の音が入ることもあります。

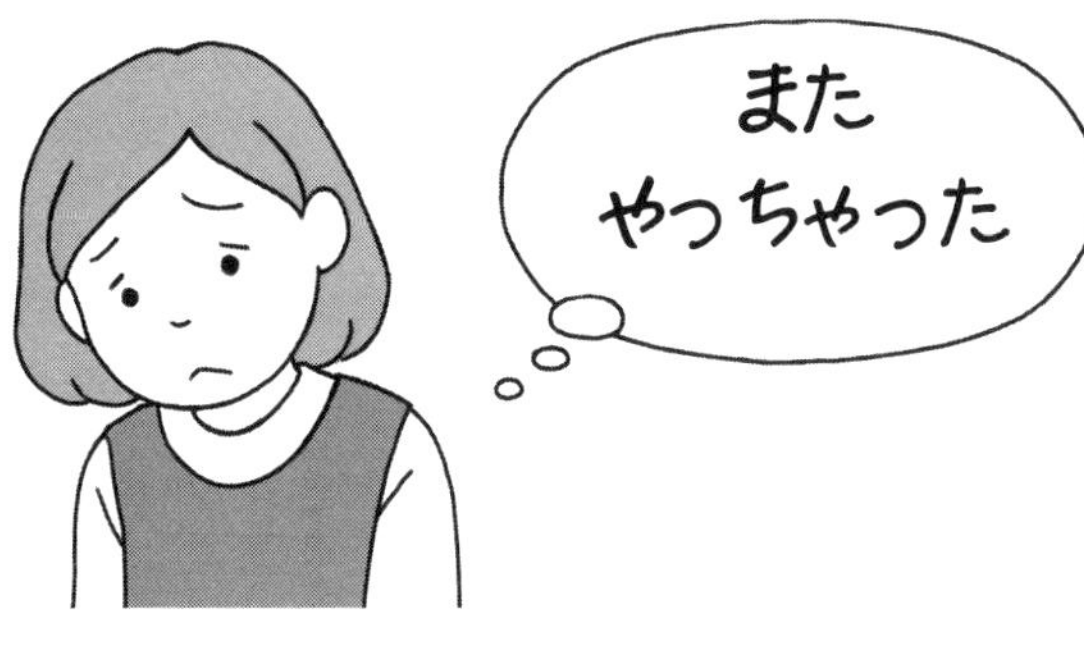

幼児期は、ほとんどが小さな音声で、アレルギー症状や風邪と見極めがつかないこともあり、気にならないこともあります。

しかし、小学生になるにつれて徐々に音量が大きくなり、教室や電車やバス、図書館などの公共の場で注目され、その場に居づらくなります。

「のどがかゆい」「のどがムズムズする」「声を出さないと気がすまない」「声を出してエネルギーを出したい」などの気持ちがあり、運動チックと同様「気になる」という意識的な要素が入ってくることがあります。

「静かにしなければいけない」のに「声を出してしまった」ということへの自己嫌悪や、「音が出てしまった＝目立ってしまう＝変な目で見られる」という負の連鎖をコントロールできない自分に対して、自己肯定感の低下が起こりがちです。

また、保護者や家族、周囲の人は理解しているつもりでも、音量や頻度によっては、つい「うるさい」と非難しがちで、当事者との関係がぎくしゃくすることもあります。

3）複雑運動チック

運動チックも音声チックも、普段の生活に大きな影響を及ぼすことがあります。

最近、私が臨床の場で見た運動チックの例を挙げてみましょう。

●右手でももをたたいて、お腹をたたいて、頬をたたく、この行為を繰り返す
●人に向かって指を突き立てる
●食事中に箸を振り回す
●書字中に点を打ち続ける
●しゃがんで地面に両手をつく
●指で身体の一部を強く押す
●小刻みに進みシュートの真似をする
●野球のピッチャーの一塁へのけん制球を投げるまねをする
●自転車の運転中に後方を確認するしぐさをする

意味がわかる行動もありますが、「今」それをやらなければならないのか必然性がないものもあります。

特に重大な行為は、自傷行為です。とがっているものを自分の身体に刺すという行為自体が危険です。私は過去に3例、目に指を入れる、目をつつく行為で失明したケースを経験しています。失明すると取り返しがつきません。危険な運動

チックが出た場合には、早い段階で進んだ治療が必要です。

手や腕では、「触る」「たたく」「腕を屈伸する」「指を鳴らす」などがあり、足では、「蹴る」「スキップする」「ジャンプする」「膝を屈伸する」「つま先を擦る」「踵をお尻に当てる（強い膝の屈曲）」などの運動が見られますが、何らかの目的があるように見えることもあります。

また、「気になる」「しないと気がすまない」など、さらに強迫性障害の要素を認めることが多いです。より複雑な運動症状となります。

4）複雑音声チック

比較的年齢が上の子どもたちに、単発の音から音節や言葉になり、汚言や言葉の繰り返し（反復言語＝パリラリア）、語尾の繰り返しが見られます。音声チックには「言ってはいけない」と思うと「どうしても頭に残って気になり、口から出てしまう」という衝動のメカニズムが働きます。

また不安の感情に衝き動かされて、「おかあさんおかあさんおかあさん」「毒怖い毒怖い毒怖い」「死なない死なない」と連呼したり、呪文のような言葉、誰も理解できない言葉などを叫ぶこともあります。

また、テレビドラマのセリフや会話の中で誰かがしゃべった言葉を、その場で

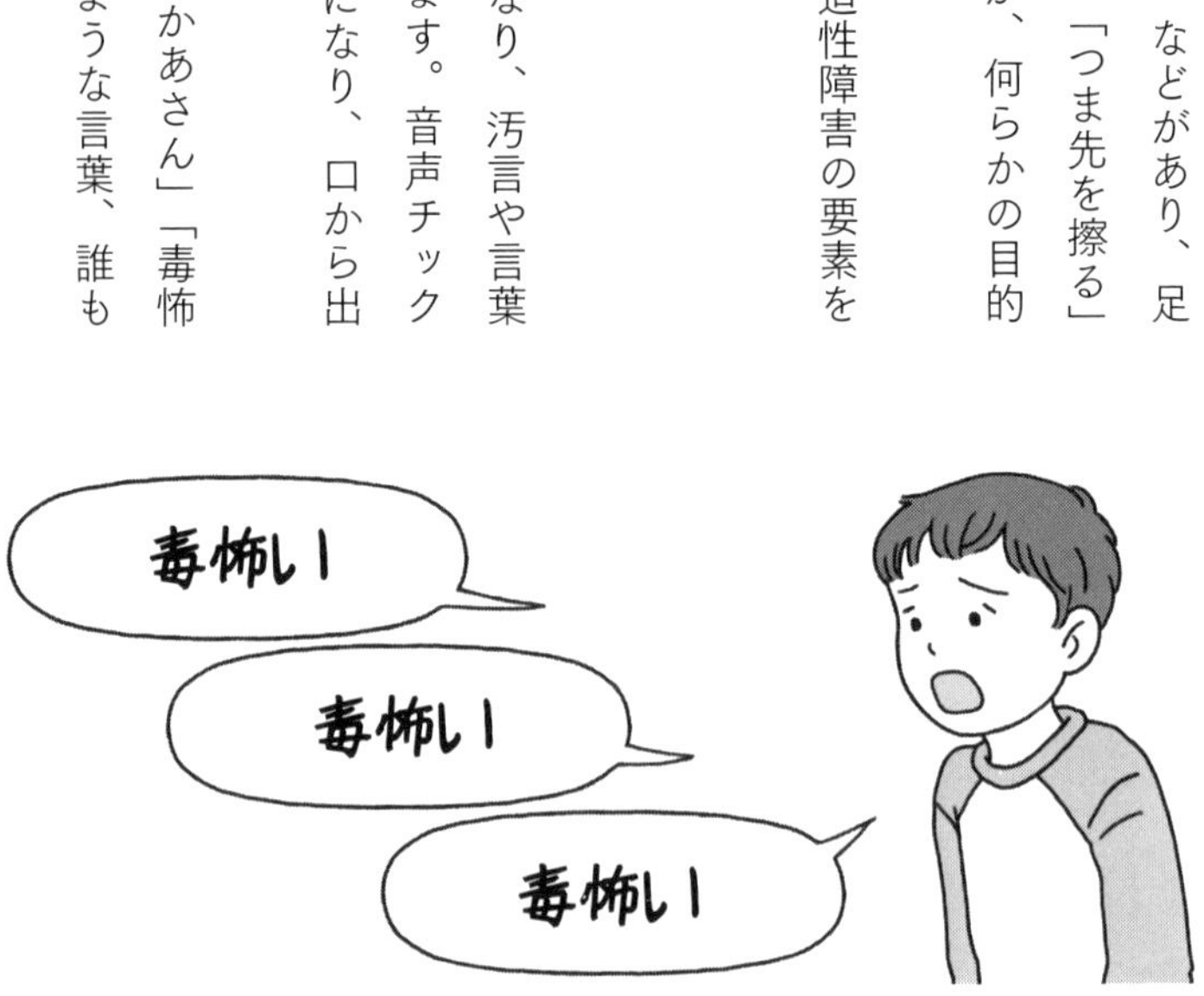

繰り返すこともあります。その場で聞いた相手の言葉の語尾を繰り返したり、自分の言葉を繰り返したりすることもあります。

「オッケー」「よっしゃ」など、肯定的な言葉もありますが、不思議なことに「よい言葉」「明るい楽しい言葉」はごく限られていて、大半は、排泄に関係する言葉、性的な言葉、卑猥な言葉です。性器そのものの名称が連呼されることもあります。

複雑音声チックの始まりは思春期が多く、二次性徴と関連すると考えられています。小学校高学年から中学生にかけては、性的興味が非常に高まります。大人たちがうかがい知れない子どもたちの世界は、卑猥な言葉であふれています。外来で「できるだけ、エッチな本や映画は見ないように」と指導しても、言うだけ無駄で抑制は本当に困難です。

視覚的にも聴覚的にも刺激が多ければ多いほど汚言が多くなる傾向は強く、環境調整が必要なことは言うまでもありません。ただ性的な汚言が成人期まで残るのは少数例です。

5）一過性チック症と慢性チック症

先ほど、チック症の4つの種類を紹介しましたが、1960年代後半、トゥレット症の著名な米国の研究者のアーサー・K・シャピロ＊らは、チックの種類を運動チック、音声チックに分け、さらに継続する期間（1年以上を慢性と定義）によって分類しています。

①小児期に見られる一過性（暫定的）のチック症（1年以内に症状が消失する）
②慢性運動チック症経過期間（1年以上持続する）
③慢性音声チック症経過期間（1年以上持続する）
④トゥレット症候群（慢性運動チック症および音声チック症が1年以上続くもの）

5 チックは早期介入が重要

「単純チックのほうが軽症で、複雑チックのほうがより重症」と言われることが多いです。

しかし、単純チックでも、強迫症状やＡＤＨＤ（注意欠如・多動性障害）＊、不安障害＊が関与することもあり、一概に「単純チックが軽症、複雑チックが重症」と言い切ることはできません。ただ、複雑チックの方が、より脳との関係が多岐に

＊シャピロ：一過性チックとトゥレット障害の病因が同じであることを明らかにした。

＊ＡＤＨＤ（注意欠如・多動性障害）：「不注意」と「多動・衝動性」を主な特徴とする発達障害。有病率は学齢期の小児の3～7％程度と考えられている。前頭葉や線条体と呼ばれる部位のドパミンという物質の機能障害が想定されている。

＊不安障害：精神的な不安から、こころと体にさまざまな不快な変化が起きる精神疾患。パニック障害、社会不安障害などがある。

わたって深いという状態になっています。

運動チックも音声チックも、単純チックは比較的幼児期に発症し、軽症で問題にならないケースが多いのですが、複雑チックになると、強迫性障害や不安障害、ＡＤＨＤの要素によって、より激しい症状が現れることがあります。

複雑チックは、ほとんどが幼児期に単純チックを初発していますから、「単純チックのうちに手をうつ」「複雑チックになる要素を先に治療する」ことが戦略のポイントになると考えています。

小学校で発症したチックが中学卒業ぐらいまでに徐々に改善し、とてもよくなるケースが多数あります。当院でも、小学校高学年から中学２〜３年生ぐらいまでは本当にひどく、薬の量も多くなり、本人も家族も先が見えない大変つらい日々を過ごしていましたが、思春期を越えると、いつの間にかスーッと改善する症例をよく経験します。二次性徴のピークを越え、身長体重の変化が少なくなって、「大人になったね」と実感する時期に、本人のチックも落ち着くことが多いです。＊

これは、チック・トゥレット症が「自然治癒する」「放っておけば治る」ことを意味するわけではありません。思春期の、症状が悪化している時期も、治療の手を緩めることなく、薬物療法・非薬物療法を続け、しっかり治療についてきて

＊４-３　中学生の時期の治療参照。

くれる子どもたちが、改善している印象が強いのです。「少し長いトンネルですが、必ず出口はありますよ」と祈るような気持ちで子どもたちや保護者に伝えます。

一方で、大人のチック・トゥレット症は、症状にほとんど変化がなく、固定した状態が続き、改善する動きが小さいという傾向があります。

このような子どもでの症状の変遷と大人の症状の固定化は、神経の発達、特に神経伝達物質のドパミンと関連していると考えています。* 成長に伴って変化はしていきますが、なるべく早期の段階でチックの診断を受けて、治療に向き合うことが必要です。

*第7章参照。

6 チック・トゥレット症の命名をめぐって

トゥレット症候群はいつから文献に登場する？

今から200年以上も前、1810年、運動のむずかしさや、コレアと呼ばれる不随意運動のことが本に記載されています。コレア、というのは、ギリシャ語で「踊る」という意味です。「偽ダンス」のような呼び方が出てきており、それが、今でいう、トゥレット症ではないか、と考えられています。コレアは、私の手元にある瀬川昌耆《まさとし》先生が著した日本最古の小児科の教科書にも記載があります。15年後の１８２５年には、イタールという医師によってトゥレット症候群と推測される症例の報告がされます。その後、１８７３年に、maladie de tics（チック症・チック病）と表現され、チックは病気である、と考えられました。

そして、１８８０年、アメリカのビアードという医師が「Jumping Frenchman of Maine（マインの飛び跳ねるフランス人）」を報告しました。この「飛び跳ねる人」は、学会でも話を聞くことがあります。

トゥレット症候群という病名は、フランスの神経内科医、ジョルジュ・ジル・ド・ラ・トゥレット（１８５７－１９０４）にちなんだもので、発見者の名がそのまま症状名になっているのです。トゥレットは、マルキーズ・デ・ダンピエルというフランス人女性を診察して、「7歳のときから、肩と首が動いた後に、手と足がぴくんと動き、顔をしかめ、鼻を鳴らし、変な声を出す」と記載しています。

トゥレットは、前述した飛び跳ねるフランス人も同じ病気ではないか、と考えたのです。その業績が認められ、シャルコーから、疾患に自分の名前を付けてもよい、と許可を与えられ、１８８５年、トゥレットは、「トゥレット症候群」として論文を報告しました。

7　チック・トゥレット症の有病率

1）アメリカの有病率

アメリカ神経学会によると、アメリカの子どものトゥレット症有病率は0・4％～1・5％（ほぼ100人に1人）、慢性チック症は0・9％～2・8％（ほぼ100人に2人）、成人のトゥレット症有病率は明確なデータはないものの1000人に1人と言われています。

2）日本の有病率

日本の子どものチック症は5～24％、成人のトゥレット症有病率は1000人に0・1～0・5人と言われています。

5人に1人の小児に、ある期間に何らかの癖があるといわれています。これらは、ほとんどの場合、親も医師も病気とはみなしません。男女比では男子に多い傾向にあり、男が80％、女が20％、女児に比べて男児に3～4倍多いとされています。

典型的には、15歳を過ぎるとよくなっていくことが多いようです（図1－5）。

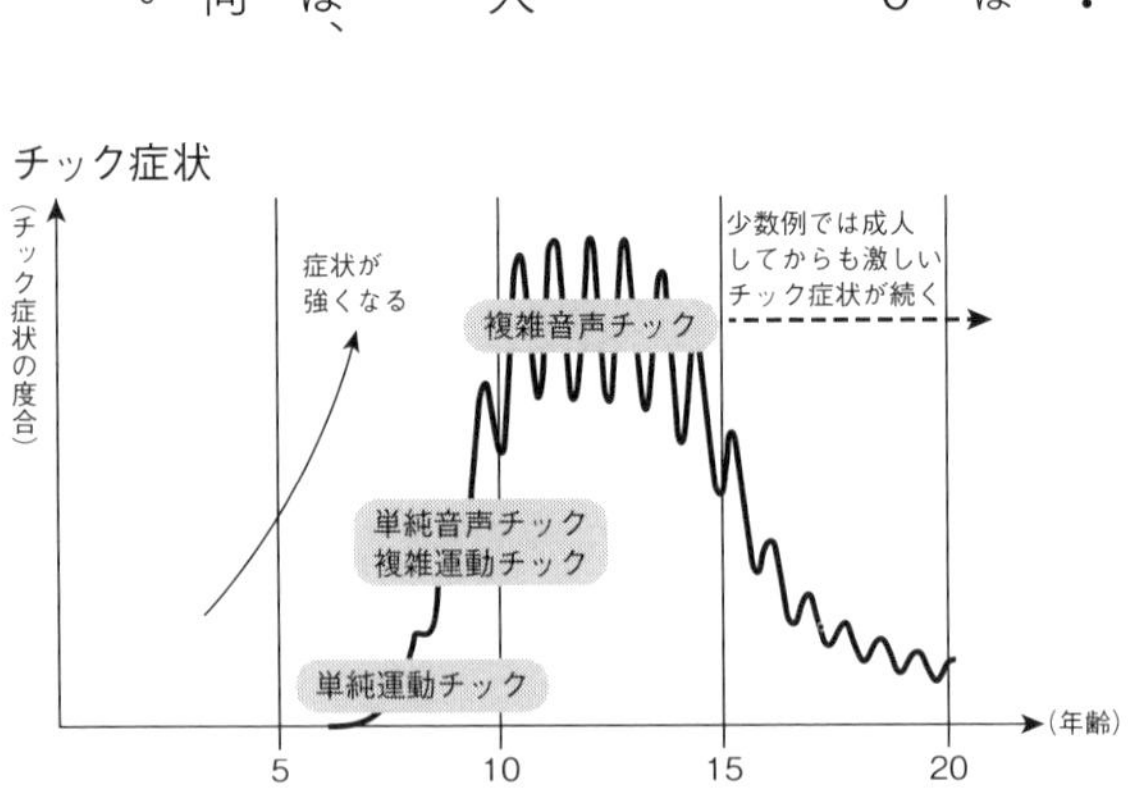

図1－5
トゥレット症における“チック症状”の典型的な経過
『チック・トゥレット症ハンドブック ― 正しい理解と支援のために ―』（NPO法人日本トゥレット協会）

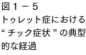

第2章

チック・トゥレット症の合併症

1 チック・トゥレット症と多くの合併症

チック症、トゥレット症には、多くの合併症があります（表2－1、図2－1）。「勝手に動いてしまう」「勝手に言葉が出てしまう」という運動の症状だけでなく、情緒面、発達面の症状が多く見られるという特徴もあります。例えば、瀬川病という病気は、同じ不随意運動ではありますが、チック・トゥレット症ほど多彩な症状が出現しません。

合併症の理解は、チック・トゥレット症を全体として理解するために不可欠です。二大合併症と言われるADHD*、強迫性障害*（OCD）がありますが、不安障害、自閉症、睡眠障害、吃音などの合併症を知ることで、チック・トゥレット症の理解が深まり、療養者の日常的な対応の工夫にも役立ちます。

合併症の詳細を知ると、チック・トゥレット症は本当に大変な病気という印象を持たれると思いますが、心に留めておいていただきたいのは、チック症・トゥレット症の子どもたちは、明るく、楽しく、笑顔が多く、気を使うことができ、人から好かれる人が多いという事実です。

＊ADHD：36ページ参照。
＊強迫性障害：39ページ参照。

表2－1　チック・トゥレット症の合併症

1　前駆衝動
「ムズムズする」「チックをしたくなる」「チックをするとすっきりする」

2　ADHD
多動、衝動性、忘れ物が多い、多弁、注意力・集中力の低下

3　強迫性障害
「しないと気がすまない」「どうしても気になる」
「言ってはいけないことを言った」

4　不安障害
分離不安（一人でできない）、社会性不安（人前での失敗が心配）
外傷性不安・全般不安（病気が怖い、虫が怖い）等、過剰な怖がり

5　神経発達症
自閉スペクトラム症、限局性学習症、知的障害

6　その他の合併症
むずむず脚症候群、夜尿、睡眠障害

星野恭子「チック、Tourette症候群の診療について」（総説）
『日本小児科学会雑誌』123 (6) pp957–964（2019年）

図2－1　合併症の分類

A. 神経発達症の合併症
注意欠如・多動症：ADHD
自閉スペクトラム症：ASD
限局性学習症：SLD
発達性協調運動症：DCD

B. 神経発達症以外の合併症
強迫症状・強迫症
抑うつ・不安症状
衝動性の亢進・怒り発作

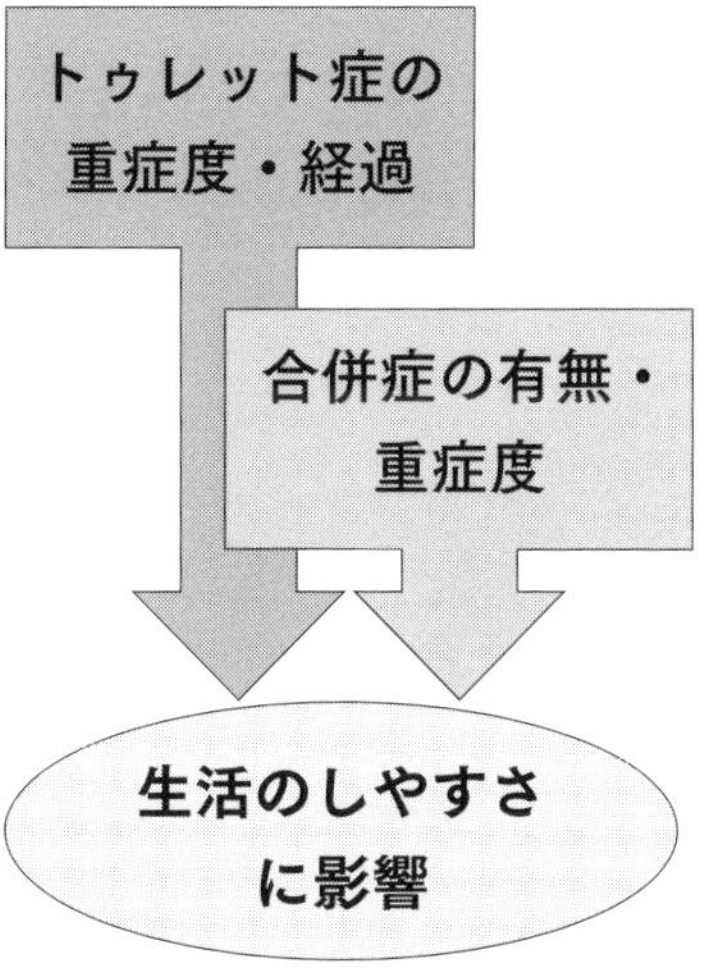

『チック・トゥレット症ハンドブック ― 正しい理解と支援のために ―』
（NPO法人日本トゥレット協会）より引用、作成

私は一人ひとりの子どもたちの笑顔を思い浮かべながらこの本を書いていますが、おっちょこちょいで、あわてんぼうで、頭の回転が速いので、すぐに面白い言葉に反応して、周囲の人たちを笑顔にする子どもなど、付き合っていてとても魅力的な子が多いのです。

チックを医学の側面からだけ見て文章にすると、症状から「難病」「大変な病気」「周囲にとって負担」という印象が強調されがちですが、それはチックの一つの側面でしかありません。

2　注意欠如・多動性障害（ＡＤＨＤ）

1）どちらも幼児期から症状が出現

注意欠如・多動性障害（ＡＤＨＤ：Attention-Deficit Hyperactivity Disorder）はその障害名が表すように、注意力や集中力が長く続かず、ウロウロと動き回ったり、衝動性が高く、自分の行動が制御できない状態をさします。幼児期（4〜5歳）から症状が現れますが、活発な子も多く、静かにしていなくてはいけない時間も短いので目立たず、小学校に上がってから顕著に現れます。「授業中座っていら

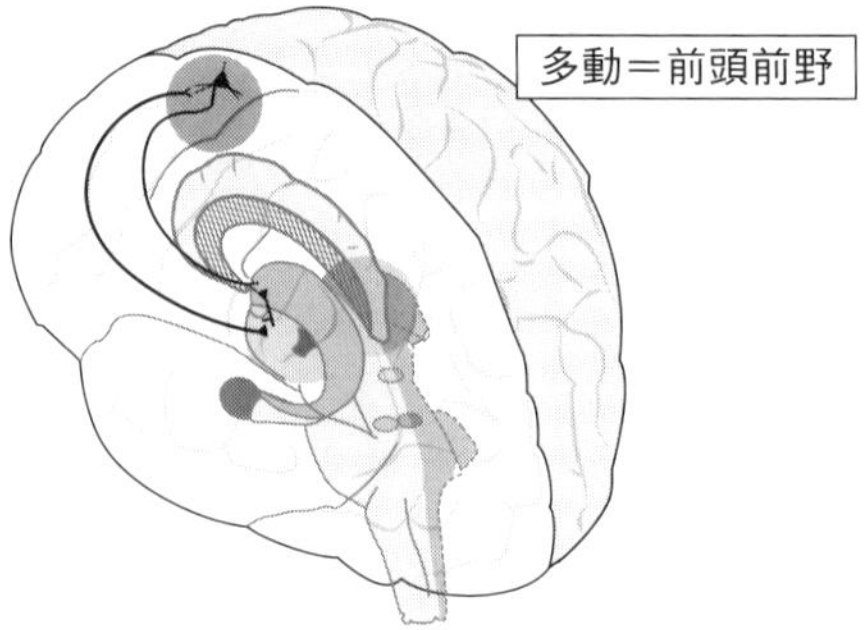

図2－2
ADHDと脳の部位
https://basicmedicalkey.com/attention-deficit-hyperactivity-disorder-and-its-treatment/　から

れない」「立ち上がってウロウロしてしまう」「廊下に出て行ってしまう」「勉強に集中していない」「黙っていなければならないのにしゃべってしまう」などの症状が出てきます。

ＡＤＨＤのそれぞれの症状と関連する脳の部位については、図２－２と考察されていることが多いです。

単純チックが出現するのもちょうど幼児期ですので、症状の出てくる時期は似ています。チックもＡＤＨＤも同じドパミン神経が関係すると考えています。まばたきが多かったり、ギューッと目をつぶったり、勝手に手足が動いたり、勝手に声が出てしまうなど、チックの子どもたちも、「勝手に身体が動いて（声が出て）落ち着かない」と訴えることが多いです。また衝動性も強く、友達から何か言われたらイラッとして殴ってしまったり、ひどい言葉で言い返してしまったりすることもあります。

トゥレット症の約70％がＡＤＨＤを伴うという報告もあります。チックが出てしまうことで落ち着かないのに、さらに集中力や注意力に問題があれば、自尊心の低下が避けられません。試験などのときも多動で集中できず、さらに不注意や衝動性があれば、本人の実力を発揮するのが困難なのは仕方がありません。

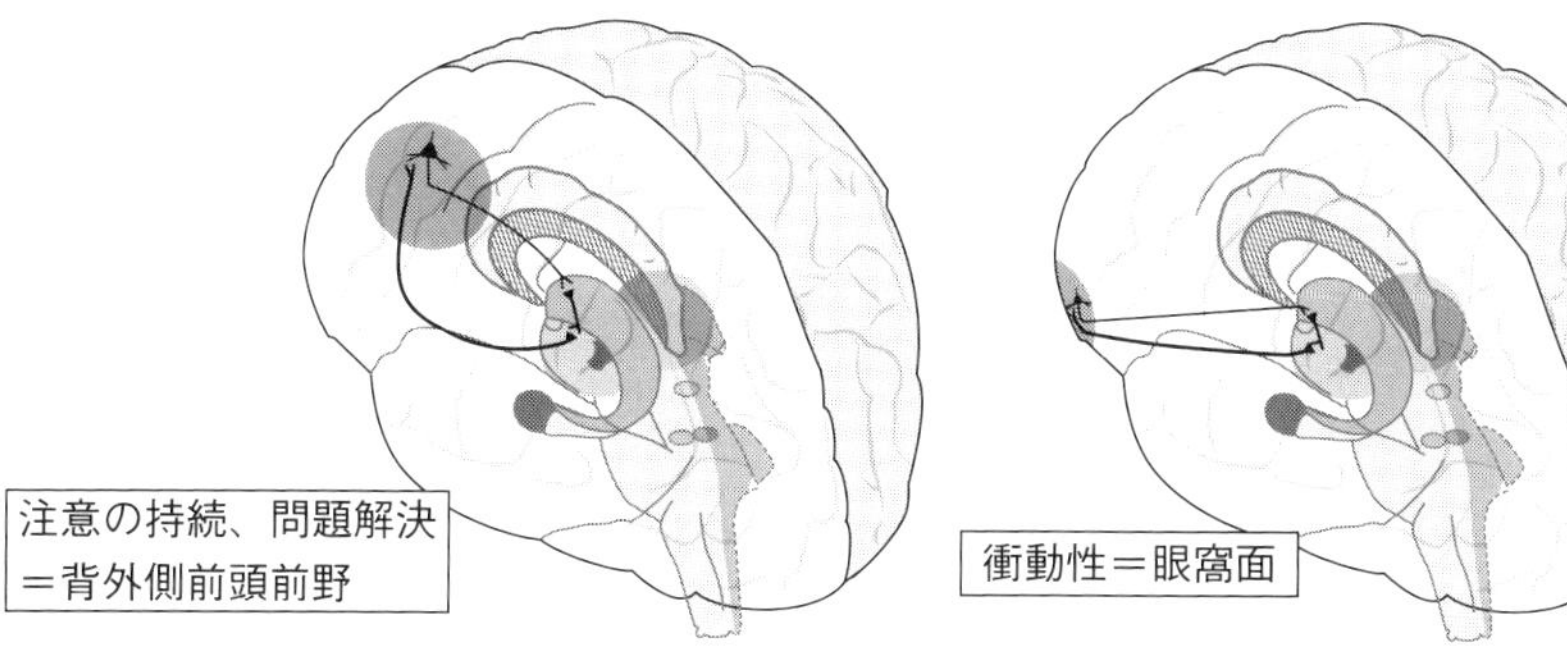

2）高学年以降、「不注意」「集中力の欠如」が増える

小学校高学年から中学生にかけては、「多動」の要素が減り、「不注意」「集中力の欠如」などの症状が目立ってきます。あまり動かなくなるのでＡＤＨＤを見落としがちになりますが、本人は日常生活で困難を抱えています。「うっかりミスを繰り返してしまう」「大事なものを忘れてしまう」「おとなしい振る舞いで一見、集中しているように見えても、実は注意力が続かず成績が上がらない」「がんばっているのに成果が出ない」など、本人にとって深刻な問題が起こっています。

仕事上では、深刻なミスにつながることもあります。「資料をコピー機に忘れてしまう」「大事な予定を確認せずに同じ時間に予定を入れてしまう」「できない仕事を「できる」と安請け合いしてしまって職場をトラブルに巻き込む」などがあります（図２－３）。

しかし、ＡＤＨＤやチックの人たちの多くは、性格が明るく、愛嬌があって人当たりがいいので、あわてんぼうでも、なんとなく許されてしまう、周囲もなんとなくフォローしてしまう、というケースもあります。

実行機能障害	作業記憶・計画・順序立てが苦手
遅延報酬系機能障害	将来の報酬よりも目先の報酬を優先する
時間管理機能の障害	時間感覚が乏しい

図２－３
ADHDの症状
「診断と治療」2019年
p1385－1391

3）ＡＤＨＤがチックに悪い影響を与える

集中力が続かず勉強をするのが不得意だと、勉強するときだけチックがひどくなる、試験が近くなるとチックがひどくなる、「また失敗したらどうしよう」と思うとチックがひどくなる、というケースがあります。また、興奮するとチックが頻発したり、衝動性が強いためにチックが制御できず、さらにチックを指摘されたことで怒りが抑えられず、怒り発作を誘発してしまうこともあります。

このようにＡＤＨＤとチックの関係が強く、チック・トゥレット症の治療、対応の際は、ＡＤＨＤの症状を抑える工夫も同時に行う必要があります。

3　強迫性障害（ＯＣＤ）

1）セロトニンの視点から見ることが大事

強迫性障害（ＯＣＤ：obsessive–compulsive disorder）とは、「何かをしないと気がすまない」「どうしても気になることがあって、してしまう」などの症状がある精神疾患です。周囲の目を気にするような情緒的な変化からも生じることから、

10歳以上ぐらいから多く見られるようになります（表2－2）。

強迫性障害は、チックを理解するうえでは大変重要な症状ですが、10歳以下の子どもの場合はチックなのか強迫性障害なのか、行動からは区別がつかないことがあります。強迫性障害は、セロトニン*が関係していると考えられ、チックの出現と強迫性障害は、大変深い関係があると考えています。

2）小児の強迫性障害

子どもの強迫性障害は、身近な大人（保護者、きょうだい、先生など）を巻き込むことが多く、「口の中に虫が入る」「おかあさんが死んじゃう」などと言い出し、不安障害か強迫性障害か区別することがむずかしいこともあります。パニックになり泣いてしまうこともあり、まずは安心させることが重要になります。症状が長く続くことはあまりありません。

高学年になってくると、「（○○に）触らないと気がすまない」「並べないと気がすまない」「集めないと気がすまない」「右をやったら左をやらないと気がすまない」「4回くるっと回らないと気がすまない」などの行動の障害も現れます。「気がすまない」という気持ちを、「やりたくなっちゃう」と表現することもあります。大人のように「やっては理不尽」と苦しむことは少なく、「仕方がない」と

***セロトニン：** 神経伝達物質の一つ。ドパミン、ノルアドレナリンを制御し、精神を安定させる働きをする。

表2－2 強迫性障害の2つの症状
『エキスパートによる強迫性障害（OCD）治療ブック』p10

強迫行為
1）強迫観念に病的恐怖があるときにしばしば見られる
2）それを実行しないではいられず、実行することにより不安が取り除かれる

強迫観念
1）不安を伴った観念が、自分の意図に反して浮かぶ
2）内容が不合理であることがわかっている
3）抑制しようとすると不安が強まる

思っていることが多いような印象があります。

さらに年齢が上がると「自分がどのように見られているか」が気になるようになり、「もし自分が人を傷つけてしまったらどうしよう」「もし自分が悪いことをしてしまったらどうしよう」というような「強迫観念」が出てきます（表2－3）。「もしチックが出てしまったらどうしよう」というのも、一つの症状です。そう思うと、さらに不安になり、さらにチックが出やすい状態に陥ってしまう可能性もあります。

大人の強迫性障害は、自分では理不尽とわかっていても、「戸締まりを何回も確認してしまう」「○○をしなければいけないと思う」「○○をしないと心配でいられない」という症状がよく見られます。自分でやっても意味がないとわかっていることが多いです。そのため、認知行動療法*が可能ですが、子どもの強迫性障害は、自分で「理不尽」と理解しているわけではなく、「やらないと気がすまないからやっている」というあいまいな認識を持っているため、認知行動療法がむずかしい場合があります。

表2－3 小児の強迫性障害（OCD）
著者作成

・汚染の恐怖、儀式的な洗浄、反復する確認　（成人と同じ）
・強迫行為　＞　強迫観念
・他者を症状に巻き込む傾向

幼児期：ママと一緒じゃないと嫌
小学生：翌日の用意の確認、一人で寝れない、災害がこわい
中学生：頻回に手を洗う、友達の視線が気になる

チックに関連するOCD

幼稚、未熟、衝動的な傾向が強い
禁止（してはいけない、言ってはいけない）に対してこだわる

***認知行動療法：** 自分の行動を自分で振り返って、行動を変容させようとすること。

4 不安障害

1）不安障害も年齢によって変化がある

強迫性障害が年齢によって異なるように、不安障害も幼児期と思春期とでは異なります。

幼児期は、「お母さんと離れたくない」「一緒に寝たい」というような母子分離不安が強いのですが、小学校に入るとさまざまな体験をすることで、「虫が怖い」「お医者さんが怖い」など、不安の対象が変遷していきます。幼児期や学童期では、何が不安なのか言語化できずに、不安を訴えるケースもあります。

10歳を過ぎても分離不安が残っていて「トイレに一人で行けない」「一人で眠れない」などと訴えるケースもあります。さらに、年齢が上がると社会情勢も不安材料に加わり、「地震が怖い」「病気の感染が怖い」という訴えも出てきます。

強迫性障害も不安障害も、年齢や成長により変化するという特徴があるため、判断はむずかしいです。

２）不安障害と強迫性障害を見極める

スペンス児童用不安尺度*（SCAS《エスキャス》）という検査は、小学校3年生以上の学童期の不安障害と強迫性障害を判定することができます。答えが6つの項目に分類されることで、不安障害の要素が強いのか、強迫性障害の要素が強いのかを点数で判定することができます。

この検査の利点は、周囲の大人（保護者や治療者）が「本人が何を不安に思っているかを知ることができる」ことです。低学年の間は、保護者や周囲の対応を変えることで本人の不安を緩和することができますが、*高学年で強迫性障害の程度が高いと判定された場合は、薬物療法や認知行動療法などのアプローチを検討する手がかりになります。

いずれにしても、本人の不安、強迫症状にアプローチをすることが、チックの改善の近道になります。

＊スペンス児童用不安尺度：検査の詳細については、58ページ参照。

＊低学年でも「強迫の要素が強い」、高学年でも「分離不安が強い」不安障害の場合は、タンドスピロン（セロトニン1A受容体刺激剤。保険適応外の薬剤）を、強迫性障害が強い場合には8歳以上でフルボキサミンマレイン酸の投薬を開始する選択がある。

5 自閉スペクトラム症（ASD）

ADHDよりは頻度は低いのですが、自閉スペクトラム症（ASD：Autism Spectrum Disorder）が合併しているケースがあります。自閉スペクトラム症は、脳幹機能の障害によるものと推定され、前頭葉が発達しドパミンが必要になる時期に、言葉の遅れ、視線が合わないなどの症状が現れ、パニックや自傷などの問題が出現します。乳児期からの睡眠不良も認められています。前頭葉に関連するドパミン神経系の不調が言語や情緒に障害をもたらすと推測されます。自閉スペクトラム症の症状と脳機能との関係は図2－4をご参照ください。

チックの子どもが自閉スペクトラム症を合併した場合、身体を前後に揺らす、紐を繰り返し回す、耳を触りながら声を出す、「うーうー」という声を繰り返し出す行動が見られますが、自閉スペクトラム症特有の常同運動＊との鑑別がむずかしい場合もあります。これらの症状はチックによるものではないと断言することはできませんが、チックの不随意運動にしては持続時間が長く、自分でやっているような動きに見えることから、おそらく自閉スペクトラム症の感覚遊びのよう

心の理論（theory of mind）	前帯状回・内側前頭皮質 右上側頭溝障害
実行機能障害	前頭前野の機能不全
弱い中枢性統合	前頭葉の機能障害

図2－4
自閉スペクトラム症と脳機能の関係
小坂浩隆「発達障害の生物学的知見」『診断と治療』1385－1391 vol.107 2019（91）

＊**常同運動**：一見、無目的に同じ行動を繰り返すこと。人によって現れる常同運動は違い、多岐にわたる。

な常同運動ではないかと推定しています。身体感覚などを満足させる感覚遊びの要素は「しないと気がすまない」という要素も含んでいるので、強迫性障害と同じようなメカニズムが働いているのではないかと推測しています。

自閉スペクトラム症の治療にはドパミン神経系とセロトニン神経系を制御する薬剤を選択することもあります。自閉スペクトラム症児がチックを合併した場合、「制御する」という認知がむずかしいことから、包括的行動的介入（CBIT《シービット》）より、薬物療法が選択肢になることがあります。

6　睡眠の問題

1）ノンレム睡眠とレム睡眠の異常

規則正しい睡眠リズムは心身の発達に重要で、脳の神経や体のホルモンが正常に成長するための最低条件でもあります。睡眠には、身体や自律神経が休む深いノンレム睡眠と、夢を見ている状態で身体がぴくぴくと動き、目がキョロッと動くレム睡眠がありますが、どちらの睡眠も心身の発達にとても不可欠なものです。

さまざまな神経症状を伴うチックやトゥレット症の子どもたちの睡眠は、大き

- 総睡眠時間が短い
- 中途覚醒が多い（チックの重症度に関連）
- 入眠潜時が長い
- 周期性四肢運動が多い
- 深睡眠が多い／少ない
- REMが少ない　REM中の筋攣縮が多い
- チックによる疲れ
- 睡眠の質の問題
- 歯ぎしり、寝言、夢遊病なども多い
- 治療薬による眠気もある

表2‐4
トゥレット症の睡眠の問題

F.J.Jimenez-Jimenez, et al. Sleep Medicine Review(2020)
著者作成

な問題を抱えています（表2‐4）。例えば、トゥレット症の睡眠の研究では、1日の睡眠時間が短い、夜中に起きることが多い、眠りにつくまでの時間が長いなど、質のよい睡眠が十分とれていない傾向があることがわかっています。また、トゥレット症では、ノンレム睡眠が少ないというデータと、反対に長いというデータがあります。また、チックの重症度が中途覚醒に関連しているというデータもあります。チックがひどいために夜中に起きてしまうからチックが重症化するのか、どちらが先かは、判断がむずかしいところですが、中途覚醒を減らすことにも注目すべきです。

瀬川病*の子どもたちは、治療前に寝返りをしないことが特徴でもあります。ドパミンの治療を開始すると、昼間のジストニアの症状が改善し運動が活発になり、夜中の寝がえりも正常になります。睡眠中に無自覚に身体がびくびくっと動く筋《きん》攣縮《れんしゅく》*が年齢によって変化していきますが、睡眠中の状態を分析することは脳神経の状態を知る重要な手段になっています。

ノンレム睡眠からの覚醒障害として、夢遊病*、寝言が多い、夜中にワーッと叫んでしまったり、何かを怖がる夜驚症などがあります。

夢を見ている状態のレム睡眠は、記憶の固定や脳神経（シナプス）の修復に関連するといわれていますが、「トゥレット症ではレム睡眠が少ない」「レム睡眠中

＊瀬川病：16ページ参照。

＊筋攣縮：65ページ参照。

＊夢遊病：夜中、睡眠中に無意識のまま立ち歩く。

に身体がびくびくっと動く筋攣縮が多く、よく眠れていない」という報告もあります。

レム睡眠の異常として、悪夢、睡眠麻痺*などがあり、明け方に目が覚めやすくなることも関係しています。

夜尿症*の合併も知られていますが、抗利尿ホルモンやアルドステロンというホルモンの分泌のずれから起こると推測されています。私たちはレム睡眠のときに身体がびくびくっと動くことと、一部の夜尿症と関係があるのではないか、と考えています。

2）薬と睡眠との関係

睡眠は昼間の覚醒時間と関係していますから、服薬によって昼間眠気があれば、夜ぐっすり眠れないことになります。ドパミンを抑える薬、筋肉の緊張を取る薬、気持ちを落ち着かせる薬などは、昼間の眠気が強いことが多いです。子どもからも大人からも「眠くなるから薬を飲みたくない」という訴えをよく聞きます。大人は「車の運転や仕事に影響があるので、できれば飲みたくない」と訴える人も多くいます。

また、抗うつ作用を持つ薬は、ノンレム睡眠を増やし、レム睡眠を減らして

＊睡眠麻痺：金縛り。

＊夜尿症：5歳以上の子どもで1か月に1回以上の夜尿が3か月以上続く場合、診断される。

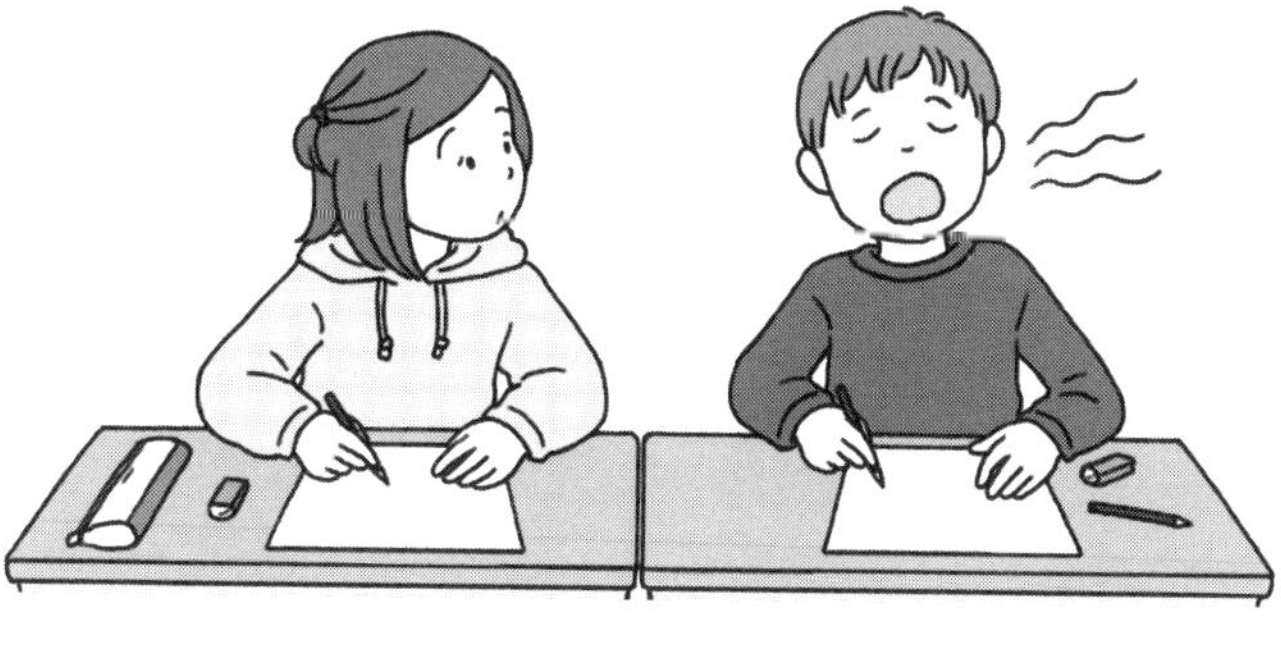

しまいます。抗精神病薬のよい点には、入眠潜時を短縮する（寝付きをよくする）、覚醒時間を減らすという効果がありますが、一方で、ノンレム睡眠が異常に長くなる、レム睡眠が抑制されてしまうなどの問題もあります。

トゥレット症によく投与されるハロペリドールという薬は、ドパミンを抑えますが、一方、睡眠時間をさらに短くしてしまう、レム睡眠を長くしてしまう、ノンレム睡眠のデルタ波という脳波の活動を異常に増やしてしまうなどの報告もあり、一定ではありません。アリピプラゾールというドパミンを調整する薬（ドパミンスタビライザー）も、夜中に起きやすい、睡眠時間を短くする副作用があります。

ADHDに投薬されるグアンファシンには中途覚醒が多くなり、昼間の眠気が強くなるなどの副作用があります。

トゥレット症の治療では睡眠にも注目しないと、チックの症状の改善がむずかしいと考えます。*

＊薬物療法については、第4章参照。

7 むずむず脚症候群（RLS）

寝る前に起こる睡眠障害の一つですが、脚がムズムズして、眠れなくなる疾患

（ＲＬＳ：Restless legs syndrome）です。遺伝的な素因があり、母親は妊娠中に増悪する経験を持つことから、「自分の子どもも同じ症状ではないか」と気づくこともあります。また、父親がインターネットで調べてみて「自分もそうだった」と気づくこともあります。

症状は、寝る前になると脚がムズムズして、いてもたってもいられず、脚を擦り合わせたり、手でたたいたりします。私は小児科なので子どもの入眠困難の一つとして知っていますが、老人で多く見られ、神経内科・睡眠医学の中ではよく知られている疾患です。神経伝達物質のドパミン神経と鉄分の不足が関係していることが知られており、さらに脊髄神経の不調が関係しているという報告もあります。

小児のむずむず脚症候群では、ムズムズする場所が手足の指の間だったり、爪の部分だったりなど四肢の末端に多く出現します。発症する期間は短く、数年で消失します。治療には鉄剤の投与の他、極少量Ｌドパ療法*を使います。むずむず脚症候群には不安障害、神経発達症の合併が多いことがわかっています。

＊極少量Ｌドパ療法：保険適応外。ドパストン散という、成人のパーキンソン病の患者さんに使うのと同じ薬を服用する薬物療法。ドパミン受容体過感受性に対して治療する子どもの投与量は、体重あたり０・５㎎／㎏と極少量で、１日２回の食後に内服する。服用してから約２週間後に受診、その後は、１か月毎に受診し、臨床症状の評価、診察を行う。内科的副作用はほとんどない。まれに（10％）一過性の興奮、不眠、チックの増悪をみるが、中止するとすみやかに改善する。78ページ参照。

8 吃音

吃音《きつおん》の頻度は、幼児のおよそ10％前後と言われ、吃音の患者さんの15％はチック症を合併しているという報告があります。一部の音声チックは、最初の文字を繰り返す、言葉を繰り返す、最後の音を繰り返す、相手の言葉を繰り返すなど、「音を繰り返す」という点で、吃音と類似性を持ちます。ただし、言語聴覚士による評価では、吃音では構音障害*を伴うことが多いなど、音声チックとの相違点もあります。

吃音を合併するチック症の子どもたちが、ドパミンを制御する薬や、セロトニンを制御する薬で改善することから、私は、音声チックも吃音も同じメカニズムを一部持っていて、吃音は口や舌の不随意運動の一種ではないかと考えています。

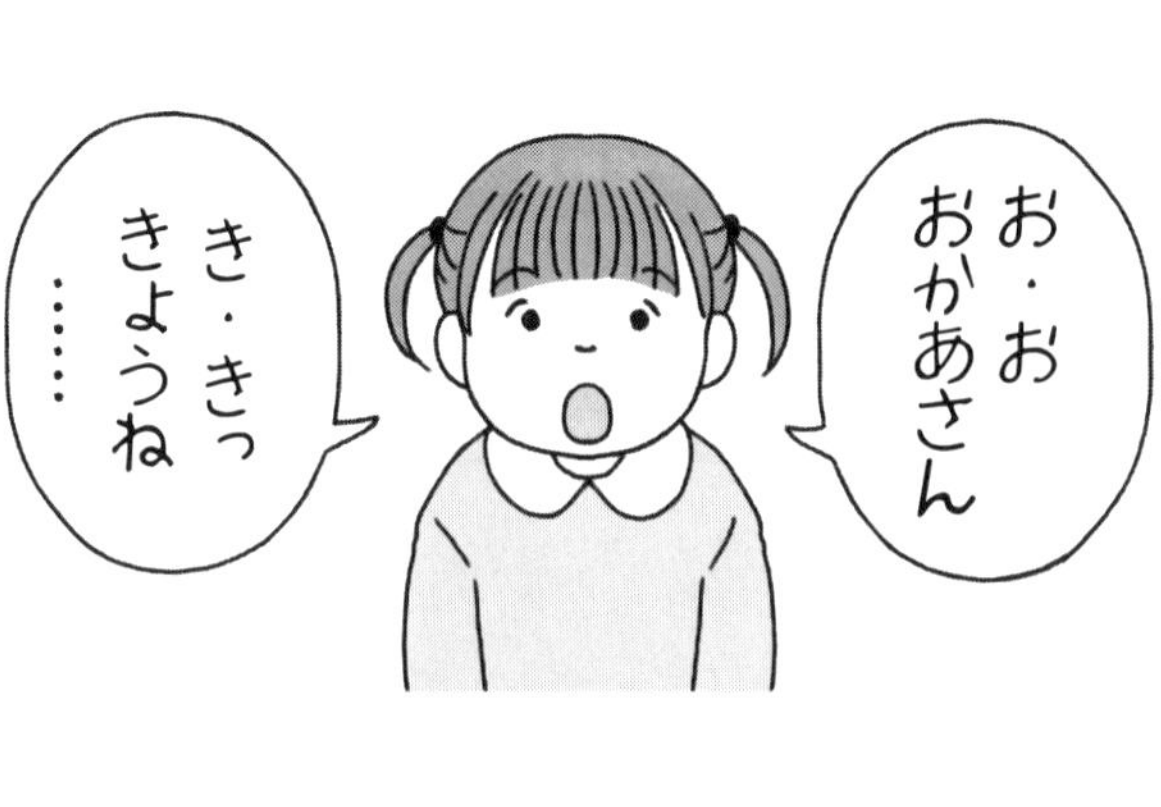

＊構音障害：口や舌、声帯など声を出すのに重要な役割を果たす部位に障害が生じ、うまく発声ができなくなった状態。

9 爪噛み

「爪がなくなるまで噛んでしまう」「手だけでなく足の爪まで噛んでしまう」「指の甘皮や指の腹まで噛んでしまう」など、チック症には指や爪に関する訴えも大変多いのですが、どのような病態としてとらえてよいのか、専門家でも判断がつきにくいところです。爪噛みの治療法はなかなか見つかっていません。ただ、成人になると、ある程度、改善することもわかっています。

爪噛みは、不安なとき、緊張しているときに出ることが多く、繰り返し爪を噛むことから、チックの一部としてとらえることもありますが、イライラすると爪を噛むことがよく見られ、あまり病的にとらえられない、というのも事実です。指が汚くなるのでどうしてもやめさせたいと保護者が希望する場合、セロトニン神経系を刺激する薬を少量処方することもありますが、治らないことも多く、効果は不定です。

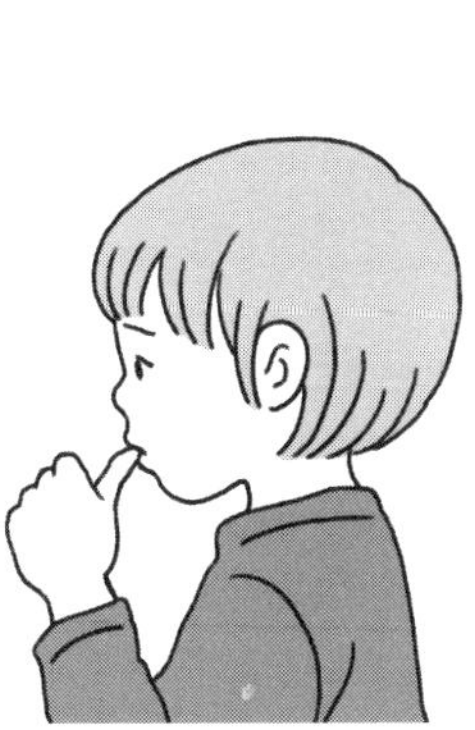

第３章

チック症やトゥレット症にかかわる検査

トゥレット医師が症例を報告してから200年以上が経ち、現代では、成人期のチック・トゥレット症では、脳外科の手術で安全に治すこともできるようになりました。第4章では最新の治療などを紹介しますが、その前にチック・トゥレット症の検査を説明しておきましょう。

チック・トゥレット症は、臨床的なことが多く、検査で診断するわけではありません。ここではチック症に直接関係する検査と、直接関連しない検査を紹介します。

1 重症度評価、発達検査、心理検査

チック・トゥレット症の合併症、チックによる生活の困難度などを判定する一連の検査です。

1）Yale Global Tic Severity Scale-Japan（ＹＧＴＳＳ－Ｊ）

この評価法は、イェール大学のチック研究の世界の第一人者、精神科医の

ジェームズ・F・レックマンが開発したものです。運動チックと音声チックそれぞれについて頻度、強さ、複雑さなどの項目について評価し、またどのぐらい社会生活に影響しているかも評価することができます。養育者や本人から情報を得ながら観察し、治療者が客観的に評価をします。日本語訳もあります。

この評価法のすぐれた点は、運動チックと音声チックを分けて評価できることです。例えば「音声チックはほとんどないが、運動チックが悪い」「音声チックも運動チックもあるが、社会的にあまり困っていない」、一方で「チックの点数はあまり高くないが、学校で強いストレスを感じている」という場合など、本人の状況に合わせて評価ができます。

この評価法と同種で、簡易で診療の場面で使いやすいものに、アメリカのアーサー・K・シャピロ*が開発したトゥレット症候群重症度尺度（STSSS：Shapiro Tourette Syndrome Severity Scale）があります。

この2つの評価法は社会生活での影響を評価できるという利点がありますが、「学校ではほとんど出ないが家ではひどくなる」「親に叱られたときに一過性にひどくなる」など、チックの症状は場所や状況によって変化し、また、評価する人の主観によって、点数が変わってくるという弱点があります。例えば、家で症状が出ることが多いので、親がつけると点数が悪くなりますが、本人に聞くとそう

＊シャピロ：28ページ参照。

でもないなど、評価のズレが避けられません。親や養育者が悪くつけることで、本人を責めたり追い込んだりする危険もありますので、ていねいに状態を観察することが重要です。

2）Premonitory Urge for Tics Scale《プレモニトリー・アージ・フォー・チックス・スケール》（PUTS）

前駆衝動を評価する検査です。チックの症状の前には、「ムズムズして、動かさないと気がすまないので、動かす」という感覚があります。その「ムズムズする」「エネルギーがこみ上げてくる」等の前駆衝動を評価する検査です。前述のYGTSS－Jと並んで重要な評価法の一つで、治療のうえで重要な評価になっています。しかし、小学校低学年以下では内的な衝動に気づかないことが多く、できません

これまでの当院の検査の経験では、小学校高学年の子どもたちは「ムズムズする」という感覚が強く、成人は「こみ上げる」「圧迫感」「緊張感」「完璧でない」と答えることが多いという傾向がありました。*

*109ページ参照。

3）ＡＤＨＤ-ＲＳ-Ⅳ評価スケール（ＡＤＨＤ－ＲＳ：Attention-deficit/hyperactivity disorder-Rating Scale）

世界でも日本でも広く使われているＡＤＨＤの評価法です。多動・集中力・不注意・衝動性に関連する項目を評価します。身体が動いてしまう、勝手に声が出てしまう状態＊では、検査に集中をすることはかなりむずかしいので、十分な検査結果を得られないこともあります。

ＡＤＨＤとチックの重症度は相関しますので、ＡＤＨＤの治療も大変重要です。＊

4）Children's Yale-Brown Obsessive-Compulsive Scale（ＣＹ－ＢＯＣＳ）

強迫性障害の程度がどのぐらい重症なのかを評価する検査です。成人の場合はＹ－ＢＯＣＳ、小児版がＣＹ－ＢＯＣＳです。強迫性障害とチックの重症度は相関することから、チックの患者さんでは、強迫性障害の治療も重要です。

合計点数によって、正常・軽度の強迫性障害・中等度の強迫性障害・重度の強迫性障害というランク付けをしていきます。自分の状態を言語にすることができない子どもたちにはむずかしいことも多いです。特に強迫観念は意識していないない

＊37ページ参照。

＊ＡＤＨＤの子どもたちは、不安も強く、吃音なども合併しやすいので、チック・トゥレット症の子どもたちとは共通の病態が関連していると推測できる。

こともあり、判断できない場合もあります。強迫行動は、保護者からも話を聞くことで評価することがあります。

5）スペンス児童用不安尺度（SCAS）

SCAS（Spence Children's Anxiety Scale）は、社会不安評価表の子ども版です。この尺度を使うことによって不安障害と強迫性障害を評価することができます。強迫的に見えた行動が分離不安*によるものだったり、不安障害以上に強迫性障害が強かったなどの状況がわかってきます。不安障害、分離不安という結果が出たら、「本人の不安の症状は、一緒にいたいことからくるようなので、接し方を変えてみてください」「もう○歳だから一人で寝なさいと言わずに、「一緒に寝ようね」など、親の方から歩み寄ってください」とアドバイスすることがあります。

一方で、強迫性障害が非常に強い場合は、チック症が強く関連していると考えられます。チック・トゥレット症と強迫性障害が合併する場合、チックの症状の起源がより複雑であることが考えられますので、強迫性障害の評価と併せて、治療方針を考えることが必要になります。

子どもたちはSCASの検査結果を知ることで、「やっと自分の不安をわかってくれた」と感じるようです。一方で、すべての項目で「不安はない」に○をつ

***分離不安**：愛着ある人や家から離れることに対して強く不安を抱いてしまう状態（35ページ参照）。

ける子どももいます。そのような場合は「自分の弱さを知ってほしくない」「病気にしてほしくない」「チックのことに触れてほしくない」「病院に来たくない！」という気持ちの表れであることもありますので、結果だけにとらわれず、子どもの話に注意深く耳を傾けてください。

６）自閉スペクトラム症の評価

チック・トゥレット症の合併症の一つに、自閉スペクトラム症があります。自閉傾向がないかどうかの評価は、治療方針に影響してくるので、とても重要な項目です。２つの代表的な評価方法があります。

１つ目は、親面接式自閉スペクトラム症評定尺度テキスト改訂版（ＰＡＲＳ－ＴＲ：Parent-interview ASD Rating Scale -Text Revision）です。自閉スペクトラム症の症状は経年齢的に変化することから、幼児期、小学生、中学生以上と年齢ごとの評定尺度で評価します。

２つ目は、自閉性スペクトラム指数日本版（ＡＱ－Ｊ）です。個人の自閉スペクトラム症傾向を測定する目的で開発され、「社会的スキル」「注意の切り替え」「細部への関心」「コミュニケーション」「想像力」の５つの下位尺度があります。軽症な症例も診断することができます。ＡＤＨＤや不安障害、強迫性障害と併せて、チック・トゥレット症の生きにくさを客観的に評価し、本人の見えない特性を養育者などが理解する際の重要な評価です。

7）むずむず脚症候群の評価

チック症の幼少児に時々見られる合併症の一つであり、睡眠にも影響を与えるので、重要な合併症です。ただし、子どものむずむず脚症候群の評価法がないため、今は便宜的に大人のむずむず脚症候群の評価法を使っています。むずむず脚の症状が強いと、眠ることができず、不安が強くなり、チックの症状にも悪影響を与えます。外来で医師が聞いて、初めてわかることもあります。

8）睡眠リズムの評価

よく知られているように、睡眠リズムはとても重要です。何時に寝て、何時に起きたかを調べます。睡眠表を見える場所に貼っておいて、本人も家族もチェックします。昼間の様子や、パソコンやゲーム、テレビなどの時間などを書いても参考になります。

9）眠気の評価

チック症状によって疲れてしまう、薬が多すぎて副作用によって眠気が強くなる、夜よく眠れていないなど、さまざまな原因が絡んでくる眠気の評価は、チック・トゥレット症の患者さんが生活の質（ＱＯＬ：Quality of Life）の向上を守るために、重要な評価です。子ども向けの日中眠気尺度（ＰＤＳＳ：Pediatric Daytime Sleepiness Scale　ＰＤＳＳ日本語版）を使います。大人用の日本語版 Epworth Sleepiness Scale（ESS）もあり、成人にはこちらを使って評価することがあります。

10）ゲーム障害・ネット依存症の評価

神経発達症群（発達障害）を抱える子どもたちはネットやオンラインゲームに依存しやすい傾向があることが知られています。インターネット依存度テスト（Internet Addiction Test）や、インターネットゲーム障害テストなどの評価法を使うこともあります。

私たちの調査研究でも、チックの子どもたちにも少なからず、スマホ、ネット、ゲームの長時間使用があり、ゲーム中にチックがひどくなるケースがあります。

睡眠日誌　意匠登録証　登録第1702321号

※この表はコピーして使用OKです。

- 朝のねおき：機嫌よく起きた　○　　悪かった　×
- ねつき：良かった　○　　悪かった　×
- ねぞう：良かった　○　　ふつう　△　　悪かった　×
- ねがえり：多いと思う　○　　ふつう　△　　少ないと思う　×
- 眠りの深さ：深いと思う　○　　浅いと思う　×

朝のねおき	よる				ひるね				昼間の生活で気付いたこと、子どもの状態、いつもとかわったことなど。	睡眠中の状態で特に気付いたこと（夜泣き、夜尿、ねぼけ、いびき、はぎしりなど）。	備　考
	ねつき	ねぞう	ねむりのふかさ	ねがえり	ねつき	ねぞう	ねむりのふかさ	ねがえり			
○	×	△	○	○	○	△	×	△	・いつもより元気がなく静かだった。 ・食欲なし	・夜泣き（夜中1時） ・布団からはみ出して寝ていた。（朝5時）	

図3-1　睡眠表の書き方

（記入例）眠っている時間帯をマーカーなどで塗り、その他、生活の様子などを書き込んでください。

おなまえ	男・女	年　月生　満　才　か月

・眠り始めた時刻 ↓　・起きた時刻 ↑（夜中に目覚めた時も記入）

・眠っていた時間帯

・起きている間の生活（食事・外出・遊び・運動・授乳・その他）（内容）

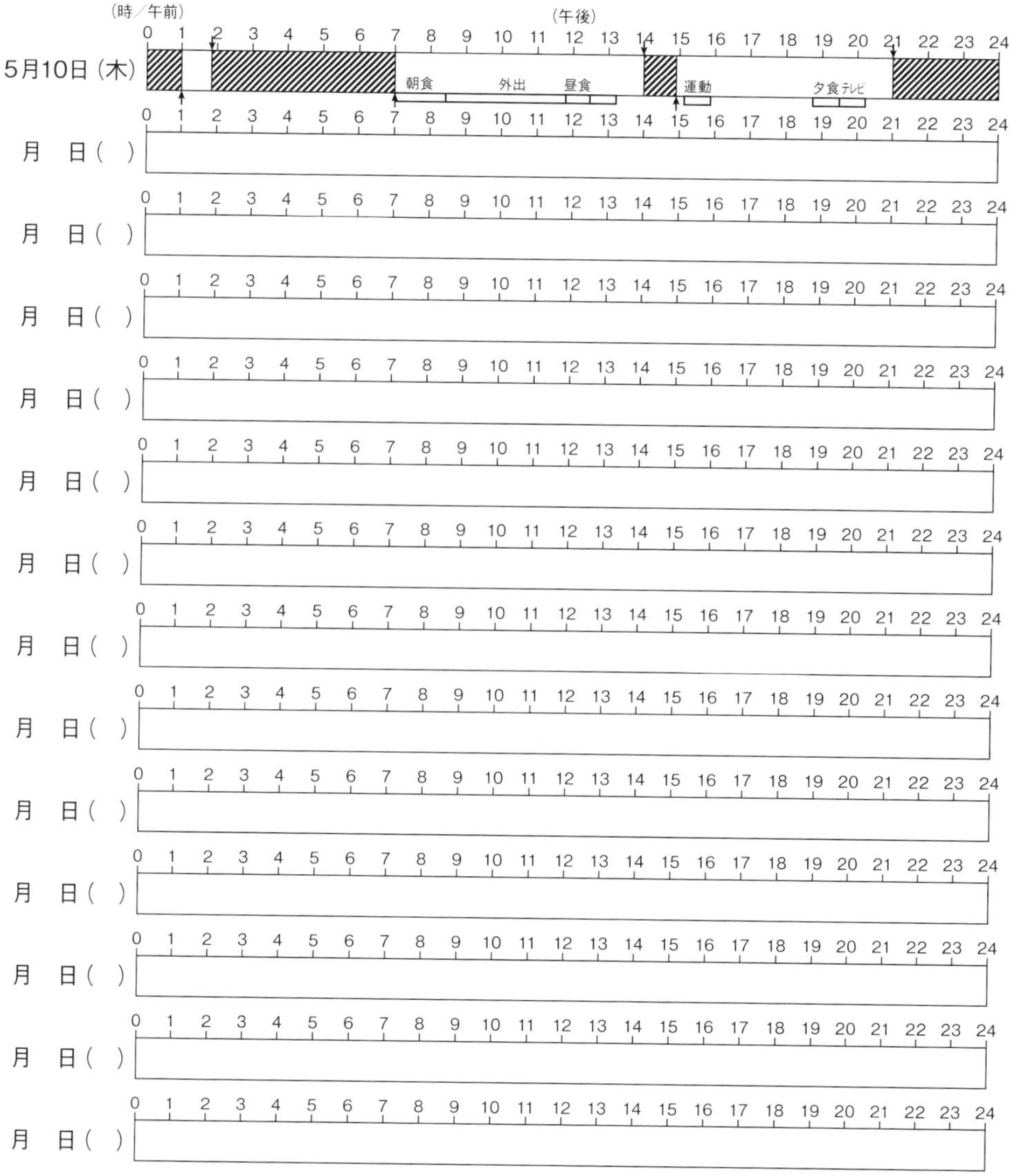

自閉スペクトラム症の子どもたちは、現実での対人関係に問題が起こりやすいために、ネットの世界に逃避しているケースも多々あります。ゲームやネットに依存した結果、対人関係に支障が出ているように見えるかもしれませんが、そうではなく、対人関係に問題があるために避難先としてゲームやネットに依存しているということを心に留めておいてください。いずれにしても、依存している状態をとらえて本人を責める材料に使うものではありません。

神経発達症の子どもは、衝動性が強く、易興奮性*、易刺激性*があり、その特性によってゲームに依存しやすいという特性を持っています。ギャンブル性が強い対戦型ゲームでは、アイテムの入手で課金してしまい、ゲーム依存がさまざまな問題に拡散する場合も見られ、注意が必要です。

*易興奮性：少しのことで興奮しやすい状態。

*易刺激性：イライラして怒りやすく、不快感情が亢進した状態。

2 睡眠脳波検査

1）てんかん波の検査

チックは大脳基底核の障害による不随意運動と考えられますが*、てんかん発作と区別しにくい場合があります。そこで、てんかん発作ではないことを脳波検査

*第7章参照。

によって確認することがあります。頭皮に電極を複数つけて脳細胞の神経活動を評価する検査で、てんかん波が出ていないことを、基本的な脳活動を示す基礎波の評価をして確認することができます。活動しているときの脳波は多くの刺激が入ってしまい、脳波の異常を判定することがむずかしいことから、睡眠中の脳波検査が望ましく、一時的に眠れる薬を投薬して睡眠の脳波検査を行うことがあります。検査で眠るための薬を内服する場合は、保護者の同意書が必要です。

脳波の異常があっても、てんかんの症状がなければあまり心配はありません。ただし、主治医の判断によりますが、脳波の異常の程度によっては、抗てんかん薬を予防的に投与することもあります。

次の2）3）はあまり一般的な評価ではありません。一つの考えとしてお読みください。

2）睡眠中の筋攣縮の回数

睡眠中に筋肉がびくびくっと動く回数をカウントします（図3-2）。筋攣縮《きんれんしゅく》が多いか少ないかによって神経伝達物質のドパミンの働きを推測できると考えています。しかし、まだ断定的なことは言えません。あまりにも筋攣縮が多い場合は、ドパミン系の神経の活性が不安定であると考えられることがあります。

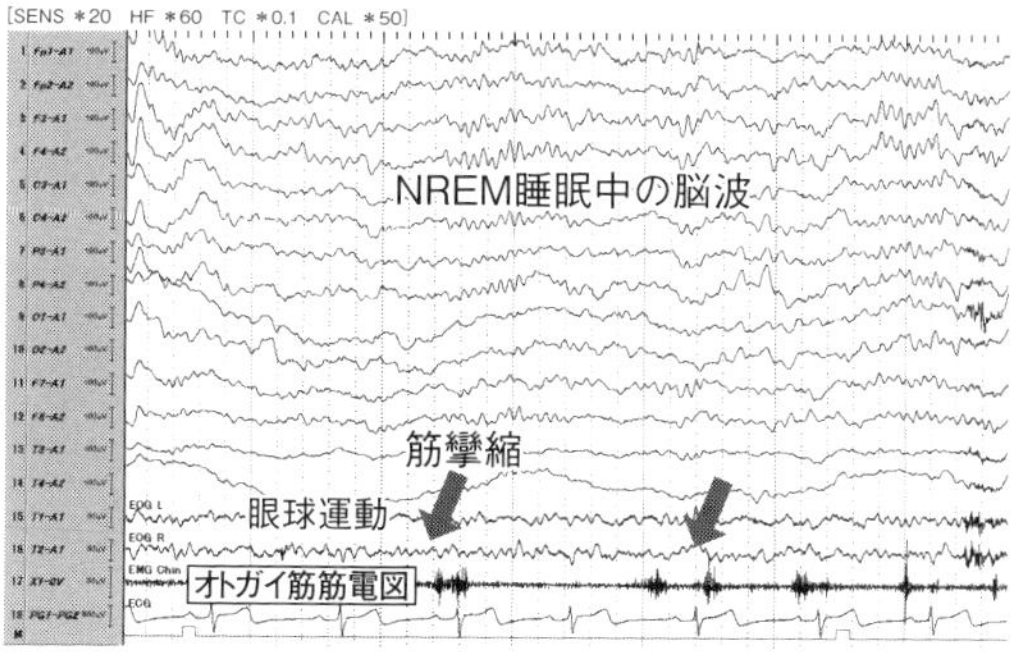

図3-2
脳波検査の結果（10歳男児）

これは、瀬川昌也先生の研究で、トゥレット症の睡眠脳波検査中に、四肢の筋攣縮の出現頻度や左右差などに注目し、脳の機能の左右差の解明、チックの症状の関連を評価していたことに倣っています。*

3）セロトニンの暫定的な評価

正常な睡眠は、「覚醒⬇ノンレム睡眠⬇レム睡眠」と順番が決まっています。

当院では、脳波検査の際に、オトガイ筋（下顎の筋）にも筋電図を着けて、ノンレム睡眠時に、レム睡眠の出現状態を検査しています。正常な睡眠状態では、覚醒時は筋電図が太く出現、ノンレム睡眠時には筋電図はやや弱く出現、レム睡眠時は完全に消失します*（図3－3）。

トゥレット症、チック症の有無に関係なく、オトガイ筋筋電図の出現が弱い場合は、セロトニン系神経の活性が低いと考え、セロトニン分泌が改善するように早寝早起き、朝の日光を浴びて、よく歩き、運動することを勧めています。

当院の脳波検査は、筋攣縮やオトガイ筋筋電図を評価することによって、てんかん以外の脳の機能の要素を推測しています。

＊筋攣縮の回数、セロトニンの評価は瀬川クリニックでは行っているが、他の医療機関でも広く行われているわけではない。

＊当院では、このオトガイ筋の筋電図がノンレム期に出現していれば、アミン系神経（セロトニン、ノルアドレナリン）の活性が正常とされ、筋電図の出現が微弱もしくは消失する場合はセロトニン系神経の活性が弱いのではないかと推測している。

3 採血

血液成分を調べることで、内科的な身体の評価ができます。貧血の有無や、薬による肝機能障害の有無など、血液の状態でさまざまな体の状態を推定することができます。チックの発現に関連する項目としては、血清鉄や血清フェリチン値を評価します。特にフェリチンが40μg／mℓ以下の場合は、鉄欠乏状態と判断し、積極的に鉄剤の投与を行います。

鉄欠乏は貧血との関係がよく知られていますが、鉄は、セロトニン、ノルアドレナリン、ドパミンの活性を上げる補酵素で、最近では、「貧血症状がない鉄欠乏状態（non anemic iron deficiency）」という言葉があるほど重要視されています。

それだけではなく、身体をつくる素材にもなりますし、脳の髄鞘（脳の細胞をつなげる組織）の発達、アミン系神経以外の神経伝達物質の活性などに重要であることがわかっています。日頃から食物から鉄分を意識的に摂取するように心がけましょう。

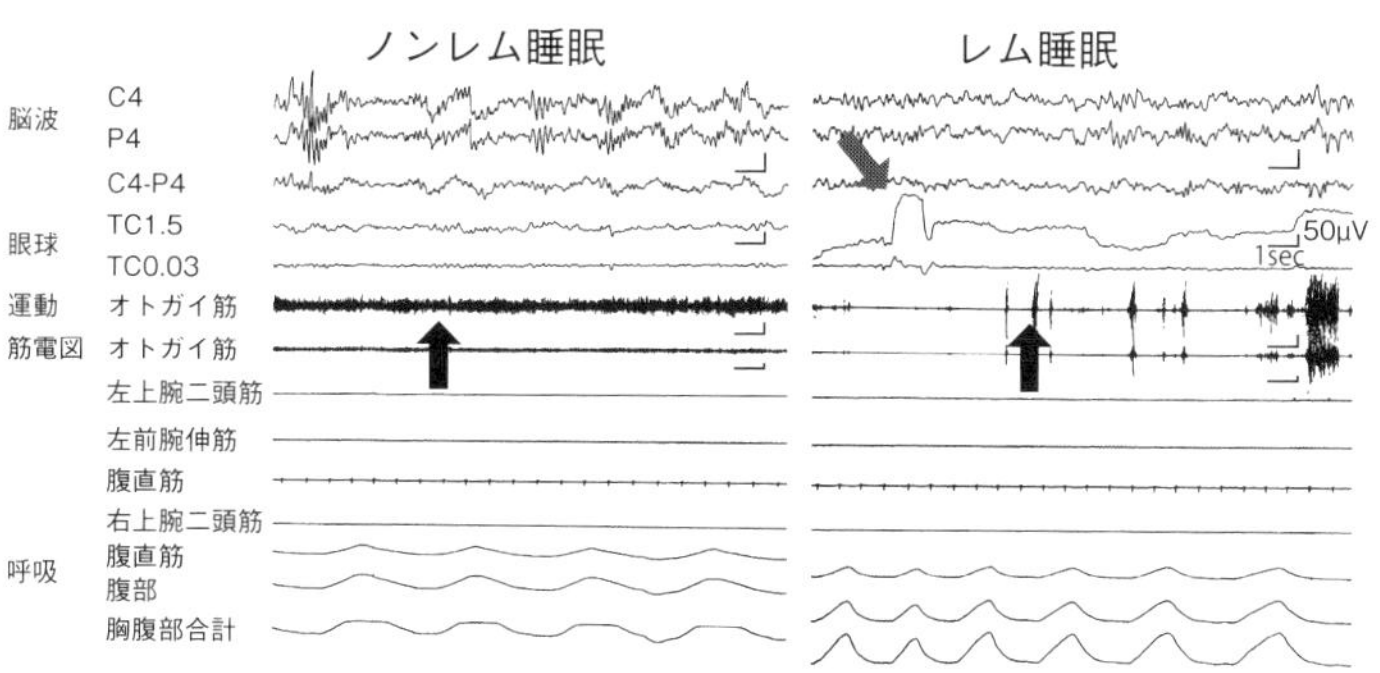

図3－3 レム睡眠とノンレム睡眠

4 頭部ＭＲＩ、ＣＴ検査

頭部ＭＲＩやＣＴの検査で、チック・トゥレット症に関係する異常を発見することはできませんが、脳の病気が見つかることがあります。私が経験したケースでは、画像検査で大脳皮質の形成異常や脳腫瘍が見つかり、驚いたことがあります。脳血栓、脳動脈瘤など、命にかかわるトラブルもまれに発見されることがあります。異常が発見された場合は早急に適切な医療を受けるようにしてください。

チック・トゥレット症とは直接関係なくても、脳の異常を治療することで、チックが改善することもあります。一度は検査を受けてもよいかもしれません。

トゥレット症の重症度と大脳基底核の尾状核の大きさを評価したもの等さまざまな報告もありますが、判断は困難です。チック・トゥレット症の原因は、画像検査でわかるものではなく、機能的なものだと考えています。

5 衝動性眼球運動検査

目の動きから、ドパミン神経系の活性を評価する検査です。保険の対象にならず、当院のみで臨床研究として行われています。

ドーム状の盤の上の赤い光を目で追う検査で、その目の動きを赤外線でとらえるアイリンクという特別な装置（図3-4）で検査します。視覚誘導性サッケード検査*と記憶誘導性サッケード検査*という特別な検査が行われ、ドパミン神経系の活性を評価しています。

この検査は、パーキンソン病とドパミンの関連を調べるために考案されたもので、最初はサルにドパミンの働きを抑制する薬を投与し、パーキンソン病モデルをつくり異常があったことから始まりました。現在日本では、神経内科の医師が中心に検査を行っています。

実際、トゥレット症の患者さんと同じ年齢の正常な子どもと比較し、トゥレット症の患者さんでは記憶誘導性サッケードが低下していることを報告しています。すなわち、ドパミン神経系の活性が低下していると判断しています。

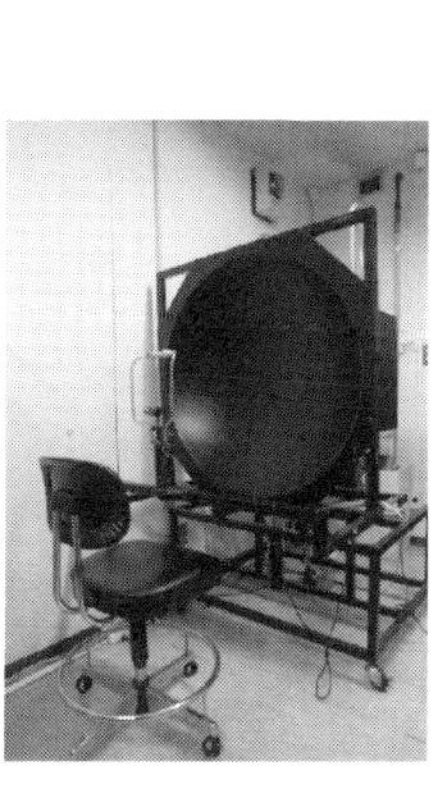

図3-4 衝動性眼球運動検査装置

＊視覚誘導性サッケード検査（VGS）： 盤上を移動する赤いライトを追うときの目の動きを測定する。

＊記憶誘導性サッケード検査（MGS）： 赤いライトを見続けている間に、左右の予告灯が一瞬つき、赤いライトが消えたら、一瞬ついた予告灯の左右いずれかに、記憶を頼りに目を動かす検査。

一般的にチック症状の治療は、ドパミンの活性を抑制する薬を投与すると症状が治まることもあることから、ドパミンの過剰がチックの原因と考えられてきました。しかし、この検査データによって、チックの患者さんはドパミンの働きが低下しており、併せてドパミン神経を抑制する機能が低下していることが考えられました。今も当院では、その考えに沿って、評価をしています。

ドパミンがチックの症状に複雑に関係していることを推測させるこの研究から、トゥレット症の患者さんには、本当はドパミン系神経を抑制するのではなく、補完するような治療が必要かもしれないという考えの根拠になっています。

6 Gating SEP

SEPは、Somatosensory Evoked Potential の略語です。Gating というのは直訳すると「門を開閉する」という意味です。私たちの脳は、「さあ、運動するぞ」という「運動準備状態」の時には、体性感覚誘発電位の反応が下がるというシステムが働きます。すなわち、運動と感覚の正常の連携をみています。この評価方法には Gating SEP と名前がつけられています。神経内科の領域では、ジストニアでは異常を示すことがわかっており、当院の研究では、瀬川病のある症状を示す型の患者さんでは異常が出ることがわかっています。現在当院では、トゥレット症の患者さんの状態を調べています。トゥレット症の患者さんも一部に異常を呈する方もおりますが、現在も研究も続けています。現時点では、小児の検査は当院でしか行っていません。チック・トゥレット症には、感覚と運動の連合の異常もある可能性が示唆されています。

第４章

チックの薬物療法

本章では、当院で行っている「幼児期早期」「小学校低学年」「小学校高学年」「中学生」「高校生以上・成人」の4つに分けて、治療法を解説します（図4－1）。今まで多くの国の研究者が多くの薬物療法の提案やガイドラインを出しています。どの研究も素晴らしく治療に役立つものですが、ここに示す治療は当院の経験が基盤になっています。図4－1はあくまでも当院で行っている基本的な治療方針です。

チックの症状は、年齢ごとに変化し、合併症*や環境条件としての学校でのストレス、学習の問題、友達の理解、養育者の接し方などが、複雑に影響し合っています。そのため、症状と年齢によって治療法はかなり異なってきます。

図4－2にさまざまな問題がチックに与える影響を示します。原因のすべてを解決しないと治らないということではありませんが、一つひとつの問題をていねいに取り除く作業をしていく必要があります。

チックの治療は「チック症状さえ治せばよい」わけではありません。重要なことは「子どもたちが将来よい人生を送るために、今、治療を行う」ということです。子どもたち一人ひとりの神経、心、身体が発達し、自分の力を発揮できるようになり、豊かな人間性が発揮されるようになるために、治療者はできる限りのことをして、本人と家族の幸せにつながることをめざしています。

***合併症**：第2章参照。

図４－１　年齢による症状と薬物療法・非薬物療法

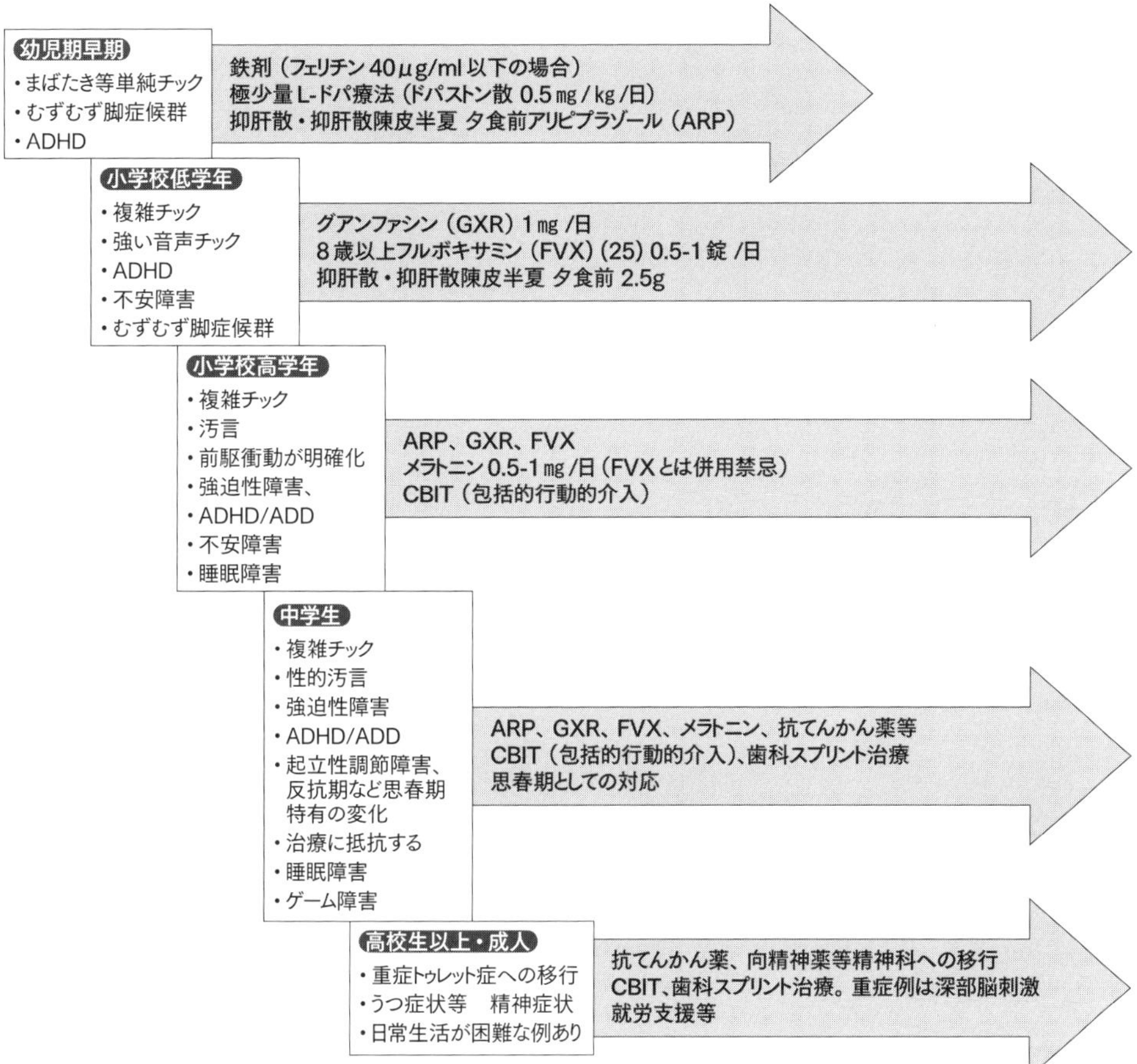
幼児期早期
・まばたき等単純チック
・むずむず脚症候群
・ADHD
鉄剤（フェリチン40μg/ml以下の場合）
極少量L-ドパ療法（ドパストン散 0.5㎎/kg/日）
抑肝散・抑肝散陳皮半夏 夕食前アリピプラゾール（ARP）
小学校低学年
・複雑チック
・強い音声チック
・ADHD
・不安障害
・むずむず脚症候群
グアンファシン（GXR）1㎎/日
８歳以上フルボキサミン（FVX）（25）0.5-1錠 /日
抑肝散・抑肝散陳皮半夏 夕食前 2.5g
小学校高学年
・複雑チック
・汚言
・前駆衝動が明確化
・強迫性障害、
・ADHD/ADD
・不安障害
・睡眠障害
ARP、GXR、FVX
メラトニン 0.5-1㎎/日（FVXとは併用禁忌）
CBIT（包括的行動的介入）
中学生
・複雑チック
・性的汚言
・強迫性障害
・ADHD/ADD
・起立性調節障害、反抗期など思春期特有の変化
・治療に抵抗する
・睡眠障害
・ゲーム障害
ARP、GXR、FVX、メラトニン、抗てんかん薬等
CBIT（包括的行動的介入）、歯科スプリント治療
思春期としての対応
高校生以上・成人
・重症トゥレット症への移行
・うつ症状等　精神症状
・日常生活が困難な例あり
抗てんかん薬、向精神薬等精神科への移行
CBIT、歯科スプリント治療。重症例は深部脳刺激
就労支援等

星野、チャイルドヘルス 一部改変 2021

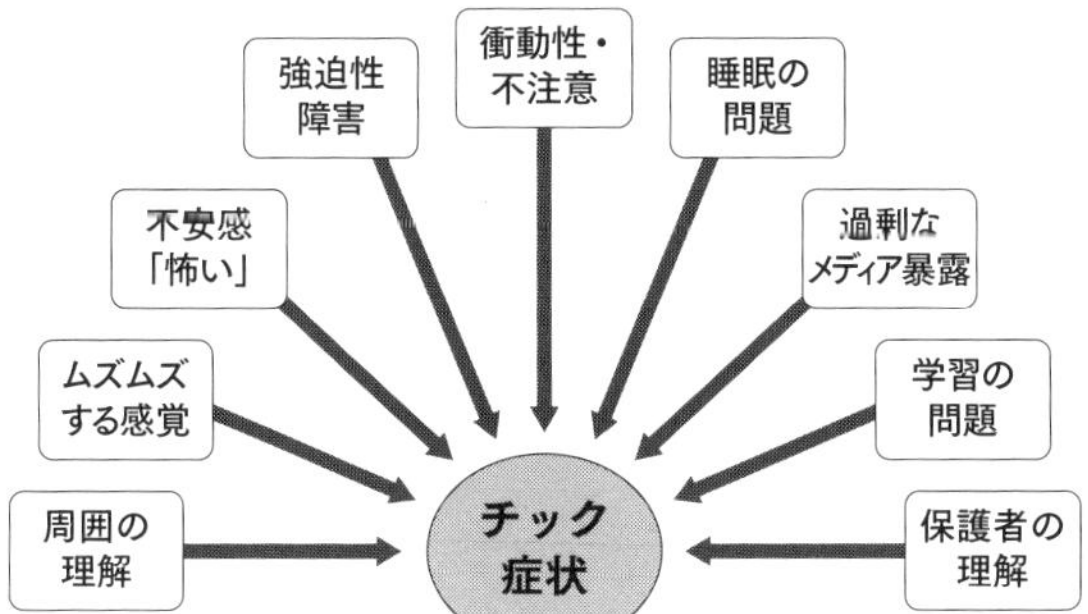
強迫性
障害
衝動性・
不注意
睡眠の
問題
不安感
「怖い」
過剰な
メディア暴露
ムズムズ
する感覚
学習の
問題
周囲の
理解
チック
症状
保護者の
理解

図４－２
チック症状の原因
著者作成

1　幼児期の治療

幼児期のチックは症状が軽い場合が大半で、顔や首のみにチックが現れます。お遊戯会の発表会の直前、保護者にひどく怒られたとき、ゲームをしているときのみなど、短期間、部分的にしか症状が出ない場合は、経過観察して積極的な治療をしないケースもあります。

ただし、幼児期にすでに激しいチックがあるということは、ドパミン系、セロトニン系の神経伝達物質の異常があることが推定され、特に強い音声チックが出ている場合には医療機関に相談することが必要です。生活指導、鉄剤の処方、極少量Lドパ療法などが考えられます。

1）生活指導

まずは、規則正しい生活リズムを勧めます。チックの症状だけでなく、心身の発達には必要不可欠です。睡眠表を使いながら、比較的厳しく生活指導をします（表４－１）。最近とくに問題になっている長時間のネットのゲームや動画の視

生活リズム	家族指導	学校に対して
早寝早起き	家族の理解	本人・家族と相談した上で同級生への理解を
・小学生は21時就寝目標（高学年でも） ・ゲームはチックを増悪する傾向あり ・過剰なメディア暴露には注意をする	・本人のチックを叱責しないように ・嫌悪感を持たないように、症状だという理解を ・兄弟の理解やケアも重要	・個別学習の導入 ・できないことはやらせない、無理させない ・ときには学校に行かない日があってもよい ・その場合、生活リズムとメディアは注意

表４－１　具体的な生活指導

聴も、生活指導のポイントになります。特にゲームは、チックの増悪要因になり、精神的にも不安定になり、不眠にもなりますので、とりわけ生活指導のポイントになります。

中には「ゲームの制限がストレスの原因だから、チックが増える」といって、制限なくゲームをさせている保護者もいますが、子どもは「都合の悪いことがあるとチックを出す」ということが根本にありますから、「チックだからストレスを増やしてはいけない↓本人のしたいようにゲームをさせる」という考え方は誤りです。

ストレスがあり、それをゲームで解消していること事態が問題で、ゲームへの依存がチックを増悪する要因であることは否定できません。ストレスがあるとすれば、その原因を突き止めて対処するか、ゲーム以外の方法でストレスを解消することが必要です。ゲームがチックを治すことはありません。

2）鉄剤の投与

鉄分は貧血の治療だけでなく、ドパミン、セロトニン、ノルアドレナリンなど、すべての神経伝達物質の補酵素ですから、適度の補給がとても大事です。*

もし貧血がある場合は、鉄剤の投与で貧血が軽減することから、「元気になり

＊67ページ参照。

ました」「朝すっきり起きられるようになりました」とよい影響が現れます。ただし、鉄剤には便秘・下痢・胃部不快感など、消化管への副作用もありますので、家庭では食材からとる方法をお勧めします。鉄分を多く含むものはレバーの他、あさり、コンビーフ、牛肉、さんまなどの動物性食品、また緑黄色野菜、特にほうれん草が代表的です。

3）極少量Lドパ療法（保険適応外）

Lドパという成人のパーキンソン病で使う薬をごく少量内服するという治療法です（表4－2）。まだ治療効果が完全に証明されているわけではなく、保険診療の適応外*であることから、この治療を行っている病院は限られています。

当院では、1970年代より、瀬川病をLドパ単剤（ドパストン散）で治療しています。その経験から、自閉スペクトラム症の子どもたちのドパミン神経の受容体が過敏になることを推測し、それに対して極少量のLドパが有効であることがわかりました。そこで、1980年頃より自閉スペクトラム症の子どもの多動、自傷、チック、睡眠障害等に対して、ドパストン散を極少量（約0・5㎎／㎏／日）使い始めました。

ドパストン散は成人のパーキンソン病の治療薬で、その時の使用量は1000

＊**保険適応外使用**：すでに国内で承認されている医薬品を、承認内容の範囲外、つまり添付文書に記載されている効能・効果、用法・用量の範囲外で使用すること。

＊今はドパミンに関係する新しい薬が多く発売されていることから、現在のパーキンソン病の治療にはほとんど使われていない。

mg／日以上*、小児の瀬川病の場合でも10〜20mg／kg／日以上で使います。一方、極少量Lドパは、体重1kgあたり0・5mg／日で、体重20kgの子どもでも10mg／日というように大変少量を使用します。

2013年、極少量Lドパ研究会（瀬川小児神経学研究所内）がWEB上でアンケートを行った結果、全国で25名の医師が回答され、多動、パニック、言語発達、こだわり、睡眠障害（中途覚醒）、チック、ジストニアの治療に極少量Lドパを使っていることがわかりました。使用理由として、安全であること、他の神経の薬の副作用を避けられることという回答が見られました。国際的な医学誌にも、この結果が発表されています。

同年、私が152例の症例を調べたところ、5歳以下の自閉スペクトラム症で、言葉が増える、表情がよくなるなど、発達を促す効果があることがわかりました。また、20年以上使用した現在においても内科的な副作用がないことが確認されました。副作用については、約10人中1人に多動、興奮、不眠、チックの増悪がありましたが、Lドパの半減期が2時間程度なので、中止すればすぐに代謝されることから、ていねいな観察を行えば安全と考えています。

保護者にはこのことを説明し、インフォームドコンセントを行ったうえで使っています。効果がすぐに現れるわけではありませんが、1〜3か月ぐらいの服用

- ドパミン神経の受容体過感気性に対して使用
- 保険外適応使用のため、倫理委員会の承認が必要
- ドパストン散0.5mg/kg/日を1日2回
- 内服初期に、若干症状が増悪する例（10%程度）がある
- 効果は弱いが、強い症状の波がなくなるなど徐々に効果あり
- 長期に使用しても内科的な副作用が少なく、内服しやすい
- 軽症例や幼児や低学年例では適していると考えているが、さらに検討が必要

表4-2
極少量Lドパ療法について

で、徐々にチックが改善していきます。＊ 前述の通り、保険診療の適応外使用ですから、治療を行う際には本人、保護者にメリットとデメリットを十分に説明し、インフォームドコンセントを行うことが必須です。くれぐれもご留意ください。
薬の副作用についてもていねいな説明と観察が必須です。

4）漢方薬

「抑肝散《よくかんさん》」という漢方は、子どもの夜泣きや不眠症、かんしゃく等の治療によく使われる薬です。筆者はあまり使いませんが、入眠時ミオクローヌスや大人の認知症やアルツハイマー病にも使われることがあるそうです。

副作用も出にくいことが、使用しやすい利点です。保護者も「漢方なら」と安全な印象を持っている方が多いようです。しかし、子どもさんたちは「飲みにくい」「まずい」という感想が多く、結果的には飲めないことも多いです。

抑肝散以外にも、抑肝散加陳皮半夏《よくかんさんかちんぴはんげ》、甘麦大棗湯《かんばくたいそうとう》、柴胡桂枝湯《さいこけいしとう》等が報告されております。私は、個人的には、抑肝散加陳皮半夏を多く使うことが多いです。

＊薬の量が少ないため有効性を示すエビデンスが少ないことから、この治療法はまだ広がっていないのが現状である。

2 小学生の時期の治療

小学校低学年・高学年の治療には、

- 生活指導（幼児期とほぼ共通）
- 薬物以外の治療法
- 薬物療法

などがあります。

これ以降に紹介する薬も、アリピプラゾールが一部認められる他は、チック・トゥレット症の改善を目的とした使用は、保険診療では認められていません。* また、タンドロスピロンは小児への使用も保険診療では認められていません。Lドパ療法と同様、治療を行う際には本人・保護者への十分なインフォームドコンセントが必須ですので、ご留意ください。副作用についてはていねいな観察が必要です。

＊2022年より日本小児精神神経学会の申請により、55年通知を活用した「薬理作用に基づく医療品の適応外使用事例」に、トゥレット症に対するアリピプラゾールの使用が、保険診療で認められることになった。

1）薬物療法

薬物療法（表4－3）もエビデンスがあるものは少ないのですが、参考にしてください。

当院では症状に応じて6歳以上でアリピプラゾール（エビリファイ）、リスペリドン（リスパダール）、グアンファシン、アトモキセチンを使用し、8歳以上でフルボキサミンを使用しています。

しかし最初から強い薬を使いたいという保護者の方は少ないと思います。まずは生活指導や薬物療法以外の治療を試みていただき、次に薬物療法を考えるのがよいと思います。

①ドパミン拮抗薬

小学校低学年では、まずは鉄剤、極少量Lドパ療法を試しますが、生活などの変化が目覚ましく、治療の途中から、運動チック、音声チックが激しくなることもあります。あまりにも症状が強い場合には、ドパミンをブロックするドパミン拮抗薬（表4－4）を使うことがあります。症状が悪い間のみ内服する方法、長期に内服する方法もあります。

表4－3
主な薬物療法

1 チックに対する治療
① ドパミン拮抗薬　リスペリドン、アリピプラゾール、ハロペリドール等の少量投与（0.5-1mg/日から投与する）
② 極少量Lドパ療法（保険適応外、ドパストン散0.5mg/kg/日）

2 ADHDに対する治療
① グアンファシン
② アトモキセチン

3 強迫性障害に対する治療
① フルボキサミンマレイン酸（25mg／日から開始）

4 不安に対する治療
① タンドスピロン（5-10mg/日から開始）
② 漢方薬（抑肝散、抑肝散加陳皮半夏など）

5 その他の治療
クロナゼパム、トピラマート、バルプロ酸ナトリウム、レベチタセラムなど当院で一番使用頻度の高い薬剤が、アリピプラゾールです。アリピプラゾールは、基本的にはドパミン神経を制御する薬剤ですが、一方で神経を刺激する作用も持っていて、ドパミン神経調整剤と言われています。興奮や情緒を鎮める薬でもあります。大人の精神疾患に使われ、6歳以上の自閉スペクトラム症の行動障害に対しても、保険で認められるようになりました。

世界ではチックに対するアリピプラゾールの有効性が多く報告されており、当院では、極少量1日0・5㎎、もしくは1㎎を夕食後、または就寝前に1回服用で始めることがあります。アリピプラゾールは、ドパミンを刺激する作用があることから、チックが悪化することもあります。その場合はアリピプラゾールをやめて、リスペリドン*（リスパダール）を使用することがあります。

アリピプラゾールも、リスペリドンも、ドパミン神経を抑制する薬です。副作用としては、食欲が増進し体重が増える、眠気が出るなどがありますが、チックの症状が強く、生活に支障が起きている場合は、使用してもよいと判断しています。極少量Lドパ療法とは作用がまったく逆なので、ドパミン神経を抑える薬剤を使う場合は、極少量Lドパ療法を中止することもあります。

ドパミンをブロックする薬で、もっとも古くから使用されているハロペリドール（セレネース）にも体重の増加、眠気が出る、肝臓の機能の悪化などの副作用

表4-4 ドパミン拮抗薬

薬剤名	ハロペリドール、リスペリドン、ピモジド、クエチアピン、アリピプラゾール etc
特徴	・有効性は古くより確立されている ・眠気、体重増加、錐体外路症状などの副作用あり ・ドパミン　スタビライザーのアリピプラゾールの有効性あり

＊1　筆者は、リスペリドン増量後に体重が増加し、自尊心が低下し、患者さんが自ら薬を中止した後にチックが改善した例を経験した。本人から「この薬は飲みたくなかった」と訴えがあり猛省した。

＊2　ドパミン拮抗薬にばかり頼るのでなく、生活指導、合併症に留意した治療が必要である。

＊リスペリドン：ドパミン神経の活性を抑制する薬剤。当院では、症状が激しい場合に使うことがある。

があります。副作用をしっかり理解したうえで、本人の意向を踏まえ、薬を選択してください。

②グアンファシンとアトモキセチン

ＡＤＨＤの不注意・衝動性に作用する薬です。低学年は、ＡＤＨＤの合併が多いので、グアンファシン（インチュニブ）が使われています。もともと高血圧に対する降圧剤としてヨーロッパで開発されましたが、ＡＤＨＤの症状に効くのではないかと欧米で研究され、子どものＡＤＨＤに使用されるようになった経緯を持っています。日本では２０１７年に認可されています（表４－５）。

前頭葉の神経をゆっくりと活性化し、集中力・注意力を上げ、衝動性を抑えることができると考えられています。日本ではＡＤＨＤに子どもから使えますが、チックの薬としては使用が認められていません。＊ＡＤＨＤを伴うチックの子どもたちは、興奮しがちで、交感神経が過緊張であることが多く、激しいチックを伴う症例には、即効性が見られることがあります。

副作用が大変多く、約６～７割に初期に眠気が見られます。また、血圧が下がり、脈が遅くなってしまい、「朝起きられない」「ぼーっとして体調が悪い」「腹痛」「かえってイライラする」なども見られ、使用には注意が必要です。不整脈

表４－５ グアンファシン

- ADHDの第3の治療薬として2017年5月に発売
- チックの薬　クロニジンと同じノルアドレナリンα作動薬
- 前頭前野に特異的に作用
- チックへの効果は、交感神経の抑制による鎮静作用（激しい音声チックに一時的に奏功する）
- 海外でも有効性の報告が多い
- 副作用に循環器系副作用、眠気が多い
- 長期的に前頭前野の機能が改善し、非運動サーキットの機能が改善する可能性を愚考している

＊欧米ではチックの薬として認められている。

の原因となることもあり、使用前後に心電図を評価することにしています。長期使用例についても、時々、心電図で評価します。副作用として眠気が強いことから、長期休みに開始することもあります。ただ、約1か月程度で、眠気は慣れてきます。

私たちの経験では、激しく甲高い頻回な絶叫するような音声チックが、グアンファシンの服用で数日で改善したことがあります。おそらく内服はじめには神経の興奮をある程度鎮静する効果があるため、チックの症状がよくなるのではないかと想像しています。ADHDを伴う激しいチックには大変有用な薬だと思いますが、主治医の先生とよく相談をしてください。

2017年以前は、ADHDが併存するチック症の患者さんにはアトモキセチンを使っていました。ときにチックを増悪することがあり、現在ではグアンファシンが第一選択となっていますが、グアンファシンの副作用が強い場合はアトモキセチンを少量で使うこともあります。主治医と相談してください。

③フルボキサミン

8歳以上で、強迫性障害に対して、フルボキサミン*（表4‐6）を使用することがあります。「本当はしたくないが触ってしまう」「不安なことをたくさん考え

*フルボキサミン：この薬は、選択的セロトニン再取り込み阻害薬（SSRI：Selective Serotonin Reuptake Inhibitor）の一つで、脳内のセロトニンの濃度を高める効果がある。自殺念慮や自殺企図が現れるリスクについて、保護者への十分な説明が必要と注意喚起されている。

表4‐6 フルボキサミン

- 8歳以上の小児強迫性障害に保険適応
- 副作用は少ない（夜間覚醒がたまに）
- まれにセロトニン過剰となりチック増悪例あり
- 不安・焦燥にも有効性を認める
- 早期に併用できる薬剤の一つ
- チック関連OCDの効果は検討が必要であるが、筆者は、患者さんの苦痛を和らげる薬剤と考えている
- しかし、セロトニン再取り込み阻害薬は、自殺念慮の注意喚起も必要とされている

てしまう」「人の目が気になってしまう」など、強迫性障害があるケースの選択薬になります。副作用はあまりなく、25㎎の錠剤がとても小さいことから、8歳以上では使用しやすい薬剤です。強迫性障害は高学年以上の子どもに多く見られますので、低学年では使われるケースが少ないかもしれません。

また、開始後にイライラする等の副作用があることもあり、0・5錠で開始することも多いです。

④タンドスピロン（保険適応外）

小学校低学年の子どもたちで、不安が強い子どもがいます。保護者を頻繁に呼んだり、「トイレに行けない」「一人で眠れない」という行動が出る場合があります。家庭内でなるべく不安を与えないように過ごしていても限界があります。そのような場合に、セロトニン神経のバランスを整える目的で、タンドスピロン（セディール）（表4－7）を使うことがあります。

この薬は成人の抗うつ剤で、5㎎という極少量を夜1回使うだけで安心して過ごせる場合があります。副作用は現在のところ、まだ認められていません。小児での使用は認められていませんので（保険適応外）、投与には注意が必要です。

表4－7 タンドスピロン

- 小児への使用は認められておらず、保険適応外
- 神経症における抑圧、恐怖に保険適応
- 5㎎　1－2錠/日　高学年は10㎎の錠剤あり
- フルボキサミンにて副作用が出現した例に使いやすい
- 効果は弱いが、副作用は少ない
- 少し眠くなるので、眠れることあり　錠剤は小さく使いやすい
- オートリセプターへの作用後シナプス　セロトニン1Aの抑制
- ベンゾジアゼピンに作用しない

⑤メラトニン

日本では2020年6月から、メラトニン（メラトベル）（表4－8）が処方薬になりました（6～15歳までの神経発達症に適応）。昼間、光を浴びてよく運動すると、脳から分泌されるセロトニンが代謝され、夜暗くなると松果体からメラトニンの分泌が始まり、20～21時ころピークを迎えます。メラトニンは暗くなると分泌しますが、明るい場所にいると分泌が抑制されます。

メラトニンは眠りを誘うホルモンで、トゥレット症の子どもたちに処方した結果、「すぐに眠れるようになった」「夜中起きなくなった」「昼間の眠気がなくなった」など、QOLが向上したというよい結果が得られました。

また、神経発達症があり、ゲームもやめているし、保護者も一生懸命努力をしているけれども、どうしても本人が「眠れない、眠れない」と言って、眠る直前になるとチックが一気に出てしまう場合があります。そのようなときには、メラトニンの服用が効果的です。

一般的にはチックの子どもたちは素直でがんばり屋で、エネルギッシュに過ごすことが多く、チックの症状の影響もあって疲れもあり、早く寝ることも多いのですが、一部では「反抗して寝ようとしない」子どもたちもいます。睡眠の問題は、症状にも今後の成長にも大変大きな影響があります。保護者も、支援者も、

- 日本初のメラトニン製剤
- 小児期の神経発達症（自閉スペクトラム症、注意欠陥多動性障害、知的障害等）に伴う入眠困難の改善
- 6～15歳に適応

《下記のような場合に用いる》

- 両親も本人も眠れないことで苦痛を感じている
- 本人に知的障害等があり寝ようとしないなどの理由で保護者が養育困難になっている

表4－8 メラトニン

そして治療者も、睡眠の問題を真剣に受け止めて、しっかり取り組む必要があります。

メラトニンは、体内時計を整えるホルモン剤ですので、20時〜21時の間に必ず内服します。メラトニンの投与に併せて、夕食は就寝の1〜2時間前には終え、体温が下がると眠りやすくなるので、寝る前に入浴をして、リラックスして眠る環境を整えます。寝る直前までのゲームは避ける、テレビやスマホなどの強い光を目に入れないことなど、刺激を抑えることがポイントです。

フルボキサミンはメラトニンの血中濃度が上昇してしまうことから、併用禁忌となっていますので、細心の注意が必要です。当院では、強迫性障害が強く、フルボキサミンが有効であるケースでは、保護者に説明したうえであえて使用することがあります。

⑥クロナゼパム（抗てんかん薬）

びくっと一瞬素早い筋緊張が見られるチックや、身体の動きと一緒に「うっ」と唸るチックには、クロナゼパム（表4-9）という薬が効くケースがあります。筋肉が収縮する症状に対するミオクローヌスという薬で、筋肉と神経の伝導を止める働きがあります。パニック障害*にも効果があります。副作用として、相当に

表4-9 クロナゼパム

- 小児（運動）発作、精神運動発作、自律神経発作に保険適応
- 不安、パニック、チックすべてに有効→いざという時使える
- 0.025mg/kg（10kgで0.25mg、20kgで0.5mg、最大0.1mg/kg）
- 1〜3回に分割して投与
- 副作用は、眠気、だるさ、ぼーっとするなど、他のベンゾジアゼピン系薬剤に準ずる
- 筆者は、眠気が強いことから、0.05-0.25mgを夜1回から開始することが多い

***パニック障害**：特に身体の病気がない状態で、突然、動悸、呼吸困難、めまいなどの発作（パニック発作）を繰り返し、そのため発作への不安が増して、外出などが制限される精神疾患。

眠気が強いので、入眠困難の場合にも使用することができます。就寝前に、0・25～0・5㎎を1回使うことがあります。ただし、依存性があることから、必要な場合に少量を投与するなど慎重な服用が求められます。

症例1　極少量Lドパ療法でADHDとチックが改善

Aさんは、5歳のときに、身体全体をびくびくさせるチックが突然、出現し、その後、喉を鳴らす音声チックが増えました。保育園でも立ち歩きや、暴言、物に触りたがるなどの行動が出てきました。音声チックがひどくなり、地域の小児科の先生から紹介され、5歳半のときに当院に受診しました。

受診後も、合併していたADHD症状が悪化し、ハイテンションが目立つことから、グアンファシン1㎎を夜1回開始したところ、3日後にチックが半減し、1週間後に消失しました。

7歳のとき、学校の行事の練習が始まると、緊張のため、叫ぶチックが増悪しました。そこで、緊急的に一時的にリスペリドン0・5㎎を夜1回開始しました。しかし、眠気が強く、継続はできませんでした。

そこで、極少量Ｌドパ（15㎎／日、体重30㎏）を処方したところ、効果があり、症状が改善しました。現在、8歳になりますが、グアンファシンと、極少量Ｌドパの治療を続けており、ＡＤＨＤ症状も改善、チックも小さな音声チックのみで、副作用はありません。

症例2　ＡＤＨＤや強迫性障害を併存している子

Bさんは、2歳のときに睡眠障害、自傷、他害が出現。言葉の遅れもありました。4歳になると、舌を噛むチックと息を吸うチックが、突然、出現しました。5歳のときに「あー」と声を出す音声チックが激しくなり、小児科クリニックで抑肝散の服薬を開始しました。

しかし、症状はおさまらず、7歳のときに当院を受診。学校ではこのような症状は目立ちませんでしたが、母親へのこだわりから「母をなめる」に変わってきました。母をなめるチックが強くなり、友達の身体に頭を付けるチックも出現しました。これには「しないと気がすまない」という強迫神経症が合併していると判断しました（ADHD-RS40点、YGTSS-J65点）。その後、突然絶叫が出現し、5秒に1度大声を出し続けることから、生活できなくなり（YGTSS-J80点）、グアンファシン1mg（夕食後1回）を開始したところ、1週間後に音声チックは20%に減少しました。8歳になり、強迫性障害に対してフルボキサミンを開始したところ、症状はしだいに改善しました。

現在、9歳になりましたが、服薬は継続し、症状は消失しています。

症例3　ゲームを制限する生活指導で症状が改善
（ASD ADHD合併）

Cさんは、6歳のときに、飛ぶ、跳ねるチックが出現しました。多動、集中力低下などの症状もあり、ADHDの診断を受けました。さらに鼻を鳴らしたり、身体をびくんとさせるなどのチックが出現し、7歳で受診しました

（YGTSS－J55点、ADHD－RS33点、SCAS49点、CYBOCS20点）。
症状が強かったので、アリピプラゾールを開始しましたが、食欲が増進したため、体重が増加。8歳のときに「チックしたい」「動かしたい」と訴え、汚言や、右手を叩きつけるなどチックがあり、フルボキサミンを併用。身体を強くびくんとさせるチックに対しては、クロナゼパムを併用しました。

8歳半のとき、日常生活について確認したところ、制限なくゲームをしており、就寝時間が23時だったことがわかりました。本人と夜のゲーム時間を減らす約束をしたところ、1週間後にはゲームの時間が減り、外で別の遊びをするようになりました。

保護者は睡眠の大切さを知っていましたが、なかなか注意することができず、医師の助言でやっと子どもと向き合うことができました。

しだいにチックはほぼ消失し、薬を徐々に減らすことができました。

2）小学校高学年の時期の課題、重積状態

10歳前後で、チックが数日から数か月、ひどく悪化するケースに出会うことが

あります。数秒に一度、身体を反らす、首を激しく振る、絶叫するなどの症状が突然、発症します。こうした状態になると、通学も外出もむずかしくなり、保護者も一緒に生活することができなくなることがあります。

外来の待合室では、何とか抑えていますが、診察室から出た途端に絶叫してしまうこともあります。このようなときには、グアンファシン、リスペリドン、アリピプラゾール、クロナゼパムなどを徐々に増量していき、数日で症状が落ち着いたら、以前の量に減量をします。

保護者による精神的な支援も重要です。朝夕、本人に呼吸法*を行うように指導します。保護者からは「できるわけない」と言われてしまいますが、「深呼吸」は毎日の日課にしてほしい重要な「治療法」なのです。

高学年になると極少量Lドパや鉄剤の投与、生活指導の睡眠、ゲーム・メディアの制御をしていても、症状が激しく変化することがあります。抗ドパ剤*、グアンファシンを投与しても、症状が改善しないことがあります。

高学年になればなるほど人目を気にすることが多くなり、自分のチックに対して不安が強くなり、「しないといけない」という強迫性障害も増悪する傾向があります。不安や強迫性障害が高まるときには、フルボキサミンの併用が有用な症例が多くなっていきます。

＊呼吸法：121、125ページ参照。

＊抗ドパ剤：アリピプラゾール、リスペリドン、ハロペリドールなど。

高学年は、思春期・二次性徴も重なり、症状が一時的に増悪し、本人も保護者の方も、つらい時期を経験します。しかし、あきらめずに、治療を継続するうちに自分のチックがいつ出るのかなどを、客観的に評価できる年齢になります。このタイミングで包括的行動的介入（ＣＢＩＴなど）を導入すると効果的です。

症例4　さまざまな薬物療法とＣＢＩＴで改善（ＡＤＨＤとの合併）

Ｄさんは小学校高学年に、大声や首振り、ジャンプしてしまうなど、症状が出現増悪。グアンファシン、リスペリドンを服用しましたが改善せず、さらにハロペリドール、アリピプラゾールを服薬していましたが、なかなか改善しませんでした。そこで、当院を受診したところ、以下の症状があることがわかりました。

①足がムズムズして眠れない　↓　むずむず脚症候群
②入眠できない　↓　睡眠障害
③集中力は続かず、衝動性が高い　↓　ＡＤＨＤ

④首のあたりがムズムズするので首を動かしてしまう　↓　強いUrge《アージ》＊

そして、以下の処方をしました。

①に対して　↓　鉄剤を開始　50mg

②に対して　↓　メラトニン　3mg（1mgから漸増）

③に対して　↓　グアンファシン　3mg（1mgから漸増）

また、動かさないと気がすまないという症状に対しては、フルボキサミン25mg、腕を伸ばすチックに対してはクロナゼパム1mgを処方。

さらに、鼻呼吸法、CBIT、リラクゼーション、マインドフルネス＊も併用しました。本人と保護者には「さまざまな症状が重なっているので、一つひとつていねいに分析して治療していきましょう」と話しました。

13歳のころにはよく眠れるようになり、強く動かすチック、むずむず脚症候群の症状は改善、徐々に薬を減量。その後、CBITでほぼチックは消失。現在は服薬していません。

＊Urge：第5章1－3）参照。

＊マインドフルネス：心を「今」に向けてマインドフルネスの状態に到達する手段として、瞑想する方法。呼吸や身体感覚、思考と感情に注意を払い、変化していく自身の体験に注目する。脳を活性化させ、ストレスをたまりにくくしたり、仕事のパフォーマンスを上げる効果がある。

症例5　友人の指摘で増加した不安を改善し、自信も回復

Eさんは小学校中学年から咳払い、肩をすくめる、唾をはく、身体をビクビクさせるなどの症状があり、漢方薬を服薬していましたが、強い音声チックや首を振るチックが出てきたため、12歳で当院を受診しました。友達にチックを指摘されたことから、不安が強くなりました（YGTSS－J70点、SCAS60点、ADHD－RS20点）。

保護者と本人には「不安の検査の数値が高いみたい。不安があるね」と自覚を促しました。保護者も言葉かけに気をつけ本人も「不安があるけどお薬もあるし大丈夫」という気持ちになりました。

他院からの継続で、アリピプラゾール4㎎内服。新たにフルボキサミン25㎎、タンドスピロン5㎎追加しました。また、集中力に対して、アトモキセチンを少量開始しましたが、チックが増悪したため、中止。13歳のときにグアンファシン1㎎に変更、眠気に慣れ、継続したところ、チックが減少（YGTSS－J27点）。情緒が安定し、成績も上がり、アリピプラゾールは2㎎に減量。14歳で自信が回復し、SCAS2点と不安がほとんどなくなりました。

症例6　メラトニンによる睡眠リズムの改善

Fさんは、4歳で「息をのむ」チックが出現、多動・衝動性がありました。6歳の時に、急に不安定になり眠れなくなったため、7歳で当院を受診。ADHDに対してグアンファシン、鉄剤を処方しました。

小学校中学年になり、チックは落ち着いたものの、ゲームを依存的に使用するようになり、保護者に対しての暴言、暴力が強くなりました。夜、興奮してしまい眠れなくなり、チックも増悪しました。ただ本人は治療したいという意思を示し、暴力とパニックに対して少量のクロナゼパムを併用したところ多少改善しました。

保護者には「反抗期もありゲームをする時間も増えると気持ちが不安定になります。生活を見直してください。しかし暴言・暴力はよくないこと、と落ち着いているときに話してください」と伝えました。

その後、コロナ禍で、再度睡眠リズムが悪化し、就寝時間も遅くなったため、メラトニンを開始。20時に内服し22時前に就寝するようにしました。情緒も落ち着き、ゲーム障害が改善し、チックはほぼ消失。現在、薬は徐々に減量し、現在はグアンファシン少量のみの処方になっています。

3 中学生の時期の治療

1）思春期・二次性徴と汚言

小学校高学年ぐらいから中学生にかけて、性ホルモンが活性してくると、汚言や性的な言葉が出てくる可能性があります。本人は「別に何もない」「全然言ってない」と言い張るのですが、親が耐えられないほどの汚言が出てくる場合もあります。親も耐えきれず大声で本人を怒鳴り、それに反発してまた言ってしまう行為を繰り返す悪循環に陥ることが多いです。衝動を抑える機能が破綻していると言ってもいいかもしれません。性的な言葉は、「言ってはいけない」と禁止されるがゆえに言ってしまうところがあり、強迫性障害*に関係していると考えられます。

思春期の子どもたちが、性的なことを考えるのは自然なことなので、考えるこ

＊強迫性障害：39ページ参照。

とは問題はありませんが、口に出してしまうところに衝動性と強迫性の問題があり、チック症との鑑別が必要になります。

また「(汚言が出るので)学校には行きたくない」「親に反抗して薬は飲まない」「病院には行きたくないと言っている」という状態をうまく乗り越える必要があります。思春期の特徴で自暴自棄に陥りがちで、保護者はそれを見ているためイライラします。親子関係が特に悪化しがちな時期でもあります。

また、体の成長も著しい時期で、起立性調節障害*など、心身の状態が悪くなりがちです。睡眠のリズムも乱れがちです。寝ても寝足りず、朝から「疲れた」と言う時期でもあります。とりわけ起立性調節障害は、自律神経系の異常で循環器系の調節がうまくいかず、立ち上がったときに血圧が低下したり、心拍数が上がり過ぎる疾患です。この時期のチックの症状には身体的症状以外にも、精神的、環境的要素が関係しているので、並行して治療することが必要になってきます。

＊起立性調節障害：自律神経の働きが悪くなり、起立時に身体や脳への血流が低下する病気。めまいや動悸、失神などが起きる。155ページ参照。

2) 待つ姿勢が大事

中学生のチックで大切なのは、治療を焦らず、成長し、思春期が終わり、改善してくるまで「待つ」姿勢です。本人も保護者も医療者もがんばっていても、チックが出てしまうことがあります。無理して登校しようとせず、家族とショッピングに行く、好きなものを集める、軽くて楽しい運動をしたり動いたりすることなどをお勧めします。学校での学習がすべてではありません。たまには一緒にゲームをするのもよいかもしれません。

学習の遅れが気になるなら少人数制のフリースクールの選択や、塾での学習も選択肢に入れてください。登校を無理強いすることは、治療者の立場からはお勧めできません。

リラクゼーション、鍼灸、マッサージなどをいろいろ取り入れながら、とにかく思春期をうまく乗り切ることを目標にしましょう。本人がチックのある生活に慣れて、少し落ち着いてくると、保護者も「思春期はこんなものか」と思えてきます。14歳の半ば頃から精神的に落ち着いてくると、家族の関係もよくなっていきます。そうすると、チックがぐっと改善します。それを待つのが思春期の治療のコツだと思います。

近年、「子どものマインドフルネス」に関する本も出ています。リラックスして気持ちを静める時間も大事です。

成長に伴い、一見増悪しているように見えても、実は人前ではよくコントロールができるようになっていることもあります。「コントロールできるようになっているね」と承認してあげることが重要です。思春期の二次性徴の間はとにかく症状が悪化しがちなのですが、落ち着いてくると本当によくなる子がいます。そのときの関係者の喜びはひとしおです。

この時期はCBITの効果が期待できないこともあります。「治療したくない」と言ったり、夜ふかししたり、ゲームをするなど、「体に良さそうなこと」は一つもやりたがらない時期です。

しかし、薬は飲むことがあります。薬を飲むということは本人の「治りたい」という意思の表れでもあります。

私に「先生の薬なんか飲んだって効かないよ！」「そんな早く寝ろって言われてもできない！」と言い返してくる子どもたちもいます。私は、子どもは本当に治りたいし、がんばりたいんだなと思います。そのときは子どもたちに「そうだよね」「すぐ治せなくてごめんね」「でも、少しずつお薬が効いてくるから、もうちょっと我慢してね」と声をかけて励ましています。

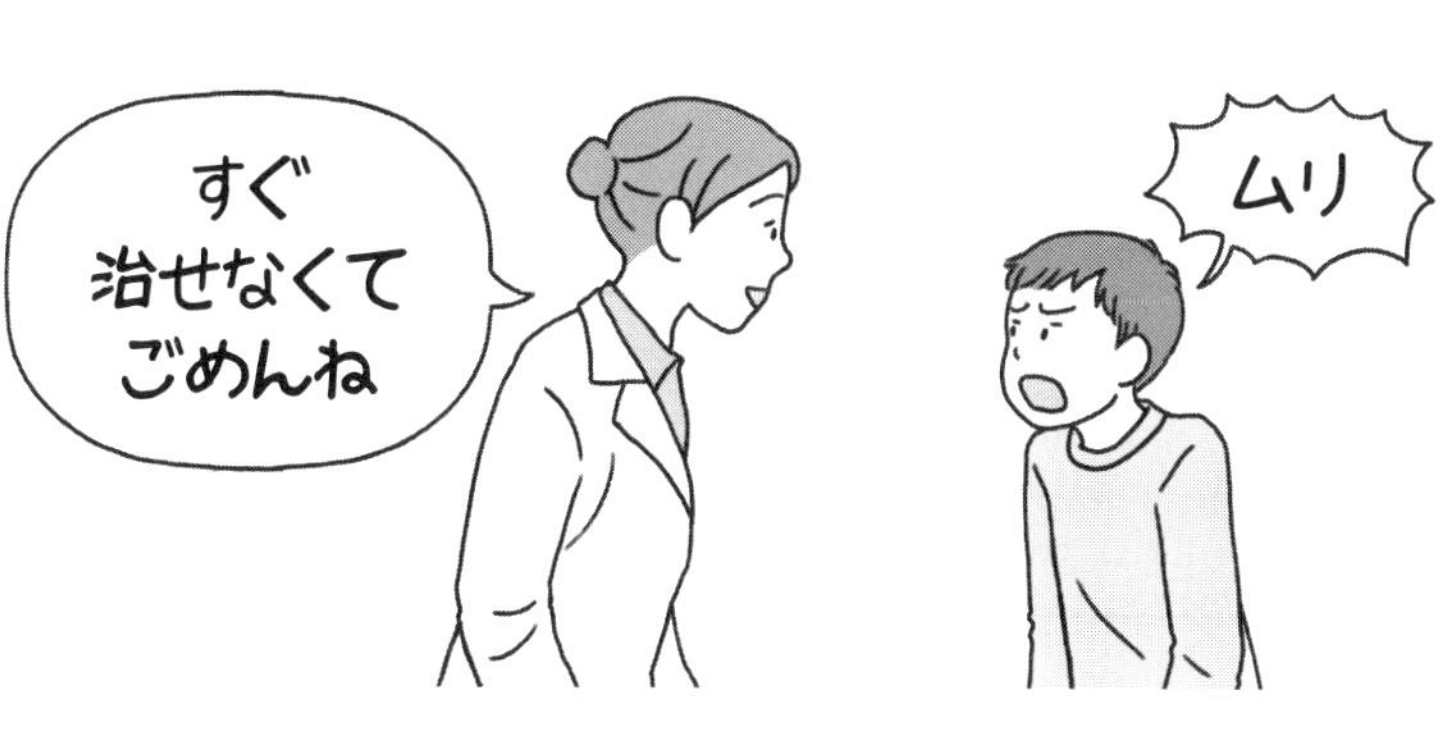

症例7　中学入学以降、睡眠リズムを整え、呼吸法を併用

Ｈさんは幼少期から、首振り、肩を動かす、右手を振る、足をトントンするなどのチックがあり、小学校高学年になると、汚言や身体を曲げるなどのチックが出ました。

他の精神科でリスペリドン6㎎、カタプレス75μg、ピモジド4㎎を処方されましたが、改善せず、その後、危険なものに触りたがる強迫性障害が出現、集中力、注意力障害があり、成績が落ちてしまいました。保護者は薬が説明もされずにどんどん増えていくことに怖くなり、すべて中止し、中学入学後に、当院を受診しました（ＹＧＴＳＳ－Ｊ75点　ＡＤＨＤ－ＲＳ38点）。

それまで23時に就寝していましたが、まずは早く寝るように指導。睡眠を安定させ、呼吸法を教えると同時に、ＡＤＨＤ症状も強かったことから、グアンファシン1㎎とアリピプラゾール3㎎1錠を開始しました。このときにはきちんと一つひとつの薬の効用や目的を説明したところ、保護者は安心して内服を勧めました。内服して10日後から、チックが減少しました。また、強迫性障害が強かったため、フルボキサミン25㎎1錠も併用したとこ

ろ、気持ちが落ち着き、チックが減ってきました。呼吸法も自分でできるようになり、現在は改善しています。

4 高校生の時期の治療

15歳以上からは、脳の発達過程から、極少量Lドパと鉄剤はあまり使わず、アリピプラゾール、グアンファシン、ＳＳＲＩ、クロナゼパムを投与します。ドパミンやセロトニンの改善、睡眠の改善、パニックへの対応などをしながら、薬物療法、非薬物療法も成人に準じた治療になります。

高校生頃になると、多くのチックの症状は軽減し、数種類の症状に固定することが多いです。小中学校で一時的に増やした薬物を減らし必要最低限まで抑えることができる時期でもあります。軽微な症状に安定する方もいますし、若干激しい症状が残る人もいます。

中学時代の反抗期も徐々に卒業し、精神的にも落ち着いてきます。脳のドパミン神経の発達から考えても徐々に大人に近づき変化が少なくなってきます。* 前頭葉系の発達も安定するのでチックを理屈で理解できるようになってきます。

このように理性的に理解できることで、CBITやマインドフルネスが奏功することも多いです。自分で自分の治り方がわかる自己理解がすすみ、治療者や支援者も対応しやすくなります。

＊ドパミン神経の発達については164〜166ページ参照。

症例8

服薬できず、CBIT（キダメソッド）を導入し、症状が消失

Iさんは、幼少期からチック症状があり、中学生から高校生にかけて多くの薬剤が処方されていましたが、本人は服薬を嫌がり、中止してしまう状況が続きました。

そこで、当院を受診後は、キダメソッドを開始しました。1回目のセッションで、拮抗反応を使って頭が揺れるチックを止めようとすると全身が動き出すチックが出ました。細かく動きを見ていくと、腹筋に力を入れているように見えたため、おなかをへこませながら深呼吸する動きを拮抗反応にし

たところ、セッションが終わる頃には頭が揺れるチックも身体がびくっとなるチックも出なくなり、衝動もほぼなくなりました。

3回目のセッションで、チックは消失。3か月後にはサークル活動を始めることができました。1年たった今も症状はなく、呼吸で衝動を抑えることができています。

第５章

薬物療法以外の治療法

1 治療のために前駆衝動（ムズムズする感覚）に注目する

最近欧米でも第一選択になっているCBITという方法を紹介します。日本では残念ながらまだ行える施設が少なく普及していませんが、最も注目すべき治療法です。

1）「ムズムズする感覚」「したくなる感覚」が重要な症状

チックをする前に「ムズムズする」と訴える子どもが多くいます。これを前駆衝動といいます。これは、「ムズムズするので、動かす」「ムズムズが我慢できない」という感覚です。「動かさないと気がすまない」「ムズムズするから動かすのは自分にとって合理的な行動」と表現する子どももいます。

全員ではありませんが、この「ムズムズ」という内的感覚が共通した重要な症状です。私もようやく、この感覚を重要視する視点を持つようになりましたが、チックを持っている方しか実感できない「ムズムズ」という訴えを、周囲の人たちは軽視しがちです。

小児期は「ムズムズ」する箇所は、顔が多く、次に肩、首あたりに移動して拡大していきます。まばたき、首振りなどの単純運動チックも、「背中がムズくなるから体を激しく動かす」「首がムズムズするから飛び跳ねる」など複雑運動チックも、同時に出現します。「ムズムズ感は耐えがたく、我慢するとイライラしてしまうので動かす」という現象になって現れます。

2）「ムズムズする感覚」に類似した表現

ムズムズする感覚という前駆衝動に類似した表現として「エネルギーが身体から出てくる感じ」「身体から圧力がかかって出てくる」「ぴったり合わない感じ」などがあります。

3）前駆症状を評価するPremonitory Urge for Tics Scale（PUTS）というスコア

図5－1は、ムズムズする体の場所と強さを示したものです。

PUTSの評価項目は、「チックをする前に身体の中がかゆくなる、脳の中や身体に圧力を感じる」「緊張を感じる、何かが「しっくりこない」」など、どれも衝動に関係するものが多いですが、小児と成人では異なるようです。例えば、

図5-1　ムズムズする体の場所と強さ

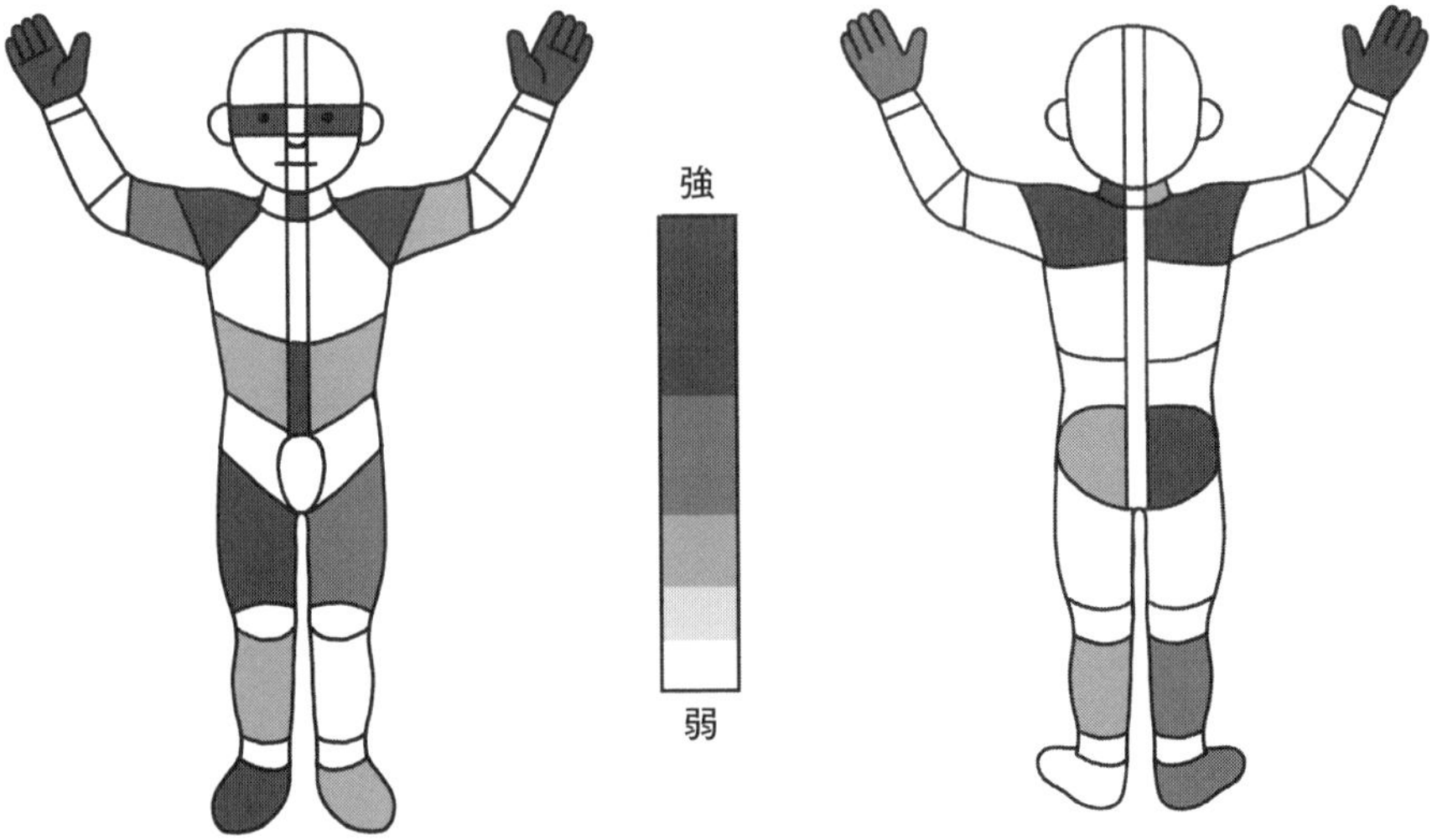

Leckman JF, Development Psychopathology and Clinical Care. 1st ed.
New York; John Wiley & Sons; 1999.

「ムズムズする」という感覚は、小児がよく訴える感覚ですが、かゆみにも似たような感覚のようで、子どもたちにとっては表現がしやすいのかもしれません。

胸の奥がムズムズするので、指で押しているうちに、あざができてしまった子どもや、口の中を噛んでしまう子どももいます。「痛《いた》気持ちいい」ところを探して繰り返し噛んでしまう、その「痛気持ちいい」ことをしたい衝動が抑えられず、口内炎の箇所を噛んでしまって悪化する、こうした行為を繰り返している子どももいます。

一方で、「身体の圧迫感やエネルギーがぐっとこみ上げてきて、それを外に出さないと気がすまない」という表現や「自分にぴったりする感じを求める」という感覚は大人に多く、強迫性障害に近似する感覚ということもできます。

「身体の圧迫感」というのは、内的なエネルギーにも関連しています。さらに、ネガティブな感情を伴うイライラ、慟哭《どうこく》*、怒りに似ているかもしれません。これらの前駆衝動が、脳のどこに関連して生じるのかは今はまだ解明されていません。今後の課題になると思います。

4）前駆症状が治療戦略の中心に

いずれにしても「チックの症状には前駆衝動を伴う」ということが治療にとっ

＊慟哭：悲しみに耐えきれないで大声をあげて泣くこと。号泣すること。

てとても重要で、治療戦略の一つになります。

この前駆衝動を早期にコントロールすることを目標としているのが、包括的行動的介入（ＣＢＩＴ：Comprehensive Behavioral Intervention for Tics）という治療法で、呼吸法やハビットリバーサルというトレーニング法を使って、衝動が消失することをめざします。

ある高校生の患者さんは「チックというのは、ムズムズするから動かす、という誤学習の結果です。ムズムズしても動かさない。ムズムズするけど、10秒から20秒ぐらいで収まるのを待つことができれば、チックは出ません。ムズムズしても動かさない、ということを脳が覚えれば治るのです」と言っていました。

また日本ＣＢＩＴ療法協会代表の木田哲郎先生は「チックの人は、わーっと身体の中に湧いてくるムズムズする感覚のハードルが低く、そのムズムズどおりに動かすのです。本人たちにとっては、そのムズムズを取り除くための、きわめて適応的な動きなのです」と表現しました。

5）前駆症状のメカニズムがわかれば、チックは治る病気に近づく

前駆症状はＰＵＴＳで評価することができますから、発症初期のチックは「様子を見ましょう」というのではなく、前駆衝動があるかないかを確認し、もしあ

る場合は早めに対処できればと考えています。

個人的には、このムズムズする感覚、かゆい、こみ上げてくる感覚など、局所的に頻回に湧き出てくる感覚が一番の治療のターゲットであると考えています。ただ、そのメカニズムが不明なので、関連していると思われるドパミン神経・セロトニン神経、広い脳機能や前頭葉の働きを考えて治療に当たっています。これがわかったら、チック・トゥレット症は治る病気に近づいていくと考えています。

2　薬物療法以外の治療法

薬物療法以外の治療法には、表5－1に記したものがあります。その中からいくつか、詳しく紹介しましょう。

1）包括的行動的介入

この章の1に記載した前駆衝動を制御する最も有名な治療です。

表5－2を見てください。米国トゥレット協会のCBITの内容ですが、自分で自分の症状を見つめ、自分の力で随意的にチックを抑制する力を身に付けるこ

表5－1
薬物療法以外の治療法

1	**睡眠を大事にする** 早寝早起き　昼間の運動
2	**包括的行動的介入（CBIT）** ハビットリバーサル、リラクゼーション　など ムズムズする感覚のコントロール
3	**歯科スプリント治療**
4	**鼻呼吸法　深呼吸等**
5	**最重症例に対する　脳深部刺激** (DBS = Deep Brain Stimulation)

とを目的にしています。

ただ、チック・トゥレット症の人は、あまりにも多くの合併症を抱えており、「自分でコントロールをする」治療に向かえないケースが多く見られます。また、周囲の理解が得られない場合や、周囲との信頼関係がしっかりしていないと失敗してしまいます。

例えば保護者が「チックを治したかったらCBITをやりなさい」と上から目線で指示すると、子どもは責められていると感じ、「やだ」「ムリ」と反発することがあります。症状や治療法をきちんと説明し、本人の意思を理解したうえで本人に寄り添いながら、保護者も気持ちを一つにして治療に取り組んでいかなければなりません。

適応年齢としては8歳以上で、ある程度チックをコントロールできている状態、本人のメンタルが安定している状態でスタートするのが望ましいでしょう。ただし、治療に集中できる環境でなければ、続けていくのは困難です。

2）キダメソッドの実際

当院では、「キダメソッド」という包括的行動的介入を行っています。このメソッドを開発した木田哲郎先生（一般社団法人日本CBIT療法協代表理事）は自身

CBITコンポーネント	内　容	目　的
ハビットリバーサル・トレーニング（HBT）	気づきトレーニング	トゥレット当事者本人がチックと前駆衝動に気づくためのトレーニング
	拮抗反応トレーニング	チックを出せないようにする動作によりチックを止めていくトレーニング
	ソーシャルサポート	保護者や家族がハビットリバーサルを使ってチックを止めていくことを促す
機能に基づく対処法	機能に基づく評価	日々のチックの悪化、好転をモニターし、影響する環境条件を絞り込む
	機能に基づく介入	チックを悪化させる日常の習慣等を変えていくための働きかけを行う
リラクセーショントレーニング	筋肉弛緩法と腹式呼吸によるリラクセーション	リラクセーションによりストレス、緊張、不安を減らしてチックの悪化要因を取り除いていく

表5－2　包括的行動的介入（Comprehensive Behavioral Intervention for Tics：CBIT）

Copyright 2020 Japan CBIT Association

がチック・トゥレット症で、自分の体験を基に治療メソッドを考案されたのです。*

キダメソッドの手法を簡単に紹介すると、チックの前駆衝動（〇〇〇したいという衝動）に対して、拮抗反応と呼吸法を使って、チック症状を改善するというものです。木田先生は、「（チックは）ムズムズする感覚を運動や声で解消する誤学習です。CBITはムズムズしてもチックで解消しないように脳を変換することなんです。CBITによって誤った行動を是正することができます」と解説されています。

前駆衝動を感じたとき、その主観的不快指数（SUDs）を0〜10の11段階で数値化し、前駆衝動を感じてからその前駆衝動がゼロになるまで、拮抗する動作を深呼吸しながら継続します。

例えば、手をたたきつけたい前駆症状が現れたときには、こぶしを握って力を入れ、そのまま前駆衝動がゼロになるまで深呼吸を続けていきます。体験者は、20〜30秒力を入れて呼吸することに集中すると、チックをしたい衝動が下がり、「ムズムズ」という感覚が消えていくと言います。前駆衝動が「上がってきて下がる」「上がってきて下がる」を、8回のセッションの中で繰り返し実感し、衝動が下がっていくことを実際に体験していきます。

キダメソッドは、深呼吸を重要視していることも特徴として挙げることができ

＊117ページ参照。

ます。衝動が消えるまでに50~100回、あるいはそれ以上の深呼吸を誘導し、呼吸とともに衝動が下がる体験をさせています。深呼吸を続けるうちに眠気を催し、催眠状態に近くなるようです。セッション後、「眠かった」「気持ちよかった」という感想が、しばしば聞かれます。

キダメソッドは通常、1回50分のセッションを1週間に1回、2か月で8回行います。次回のセッションまでに自分で復習を繰り返し、自身の努力で治ることを自覚するように指導していきます。本番のセッションでは「今は前駆衝動から自由になったね。また出てきたね。それでは深呼吸して。つらいね。もうちょっとがんばって」というふうに、患者さんに声をかけながら寄り添い、衝動が下がるのを待ちます。

私は「はじめに」に、チック・トゥレット症の患者さん本人でないとわからないことが多いと書きました。ムズムズした感覚は当人でなければ理解しがたいですが、木田先生はご自身のチック・トゥレット症体験を基に、セッション中にすぐできる的確な拮抗反応（運動）を指示されています。

例えば、音声チックには「口で息を吸って鼻で吐く」という拮抗反応を指示し、両肩を前に出す運動チックは「背中を伸ばす」、後ろに下がる運動チックは「前の壁に両手をつける」などの行動を指示し、チックが出るのを抑えます。このような拮抗反応を繰り返すことで、チックの出現は抑制されていきます。

さらに理解を深めていただくためにも、以下に、木田先生ご本人に本書のために書いていただきました。

チックである僕からチックである君に

一般社団法人日本CBIT療法協会代表理事　木田哲郎

私は、北米およびその他の英語圏では第一選択肢となっているCBIT療法のトレーニングを、アメリカトゥレット協会で受け、CBITプロバイダーの資格を得て、日本で数年前からオンラインのCBITセッションを行っています。瀬川記念小児神経学クリニックの星野先生のご厚意で、月に1回、病院での対面セッションもさせていただいております。

私自身チック歴50数年のトゥレット症の当事者でもあります。ここでは、トゥレット当事者でありCBITプロバイダーでもある私の視点から見たチックとCBITキダメソッドに関する簡単な解説をさせていただきます。

チックとはいったい何なのか

医療の世界でも世間一般でも、チックというのは不随意に（勝手に）生じてくるものであって、それ自体が症状なのであると理解されているように思います。

当事者の立場から言うと、チックは運動チックであっても音声チックであっても、チックの前に生じてくる衝動（前駆衝動とも言いますが、以下、衝動と呼びます）を解消させるために半分意識的に行っている行為であって、チックの動きや発声などはある種の必要に迫られて当事者本人によって編み出された、あるいは発見された（暫定的）解決策であり、それ自体が固有の症状というわけではないということをまず強調しておきたいと思います。

チックの前に生じてくる衝動というのは、ムズムズ感、違和感、不快感、不完全な感じなどいろいろな表現の仕方ができますが、とにかく身体のどこかに生じてくる嫌な感じのことです。

トゥレットでない人たちにも多かれ少なかれこの感覚はあるはずで、そのせいで人は皆「無くて七癖」と言われるように、身体のどこかに生じる違和感を癖という動きで解消しています。

私たちトゥレットを持っている人間は、この衝動、違和感、ムズムズ感に対するセンサー感度が高すぎて、センサー感度がそれほど高くない普通の人たちのように衝動に構わずに放っておくということができにくいのです。放っておけない、気持ちが悪い、ムズムズして我慢できない、声を出さずにはいられない、そんな衝動を解消して一瞬だけでもスッキリするために私たちトゥレットの人間が半分意識的に、半分無意識に出しているのがチックなのだと理解していただけると、チック、トゥレットとCBIT全般に関する構図が見えやすくなってくると思います。

鼻風邪を引いて鼻水がずるずるしているとき、思わず鼻をすすりますよね。風邪で喉がイガイガするときには咳払いをしてしまいますね。鼻の中や喉の違和感を解消して一瞬でもスッキリするために、チックのない人でもこの手の行為は普段からよくやっています。

これら鼻すすりや咳払いはチックにもよくある症状です。鼻水がなくても、風邪を引いていなくても鼻すすりや咳払いをいつまでもしているのでそれはチックということになるのですが、なぜいつまでもやり続けるのか、それは脳が、チックで違和感が解消されてスッキリすることを「よいこと」と学習してしまうからなのです。

チックのネガティブサイクル

チックは衝動を解消してスッキリするために、トゥレット症当事者本人が半分意識的に出しているものです。ではなぜいつまでもチックは出続けるのか。1回スッキリすればそれでいいのではないか。なぜ止まらないのか。

それは脳にとって「スッキリ」は、大好物な「気持ちよいこと」だからなのです。スッキリするためには衝動、違和感が必要です。そのため、脳はもう一度スッキリしたくて消えたはずの衝動、違和感を再度つくり出すのです。

衝動が生じる→チックを出す→スッキリして気持ちいい→また衝動が生じる

このサイクルが延々と回ることを「チックのネガティブサイクル（アメリカトゥレット協会）」と言います。

このネガティブサイクルのせいで、チックは出せば出すほどもっと出てくるという厄介なことになるのです。つまり「癖になる」という言葉そのものの状態にはまり込んでいくわけです。

大事なのは衝動を減らしていくこと

チックは出せば出すほど増えていきますが、逆に適切な方法で出さないようにしてやると、脳はスッキリできない状態が続くので、衝動を再生産することをやめていきます。

この原理を利用したのがCBITであり、中でもその中核的なテクニックであるハビットリバーサルです。

私の行う「CBITキダメソッド」では、ハビットリバーサルによる衝動の落とし方のスピードを早めてやるために、さまざまな呼吸法と催眠療法を応用した声かけを行っていきます。

CBITキダメソッドの詳細な実施法についての説明は別の機会に譲りますが、簡単に言うと「拮抗反応」と呼ばれる、チックを出せなくする筋肉の動きや呼吸の仕方（例えば「叫ぶチック」の場合は「口から息を吸って鼻から吐く」など）を入れながら、ゆっくりと深呼吸していき、衝動の強さを随時数値化していって最終的にはゼロにまで落とすということを行っていきます。

トゥレット症の子どもたちは、チックを我慢ではないやり方で出せなくして、衝動の強さを数値化していくなどということを経験したことがありませんので、最初は戸惑い、つらそうにしますが、しだいに衝動が減っていくという体験をして、チックも衝動もコントロールすることができるのだということを学んでいきます。

こうして、トゥレット症の子どもたちは今まで自分自身でも家庭内でもなかったことになっていたチックと真正面から向き合うことになり、「自分のボスは自分である」ことに改めて気づいていくのです。

CBITキダメソッドの適正年齢

私の経験では、小4、小5、小6の3年間がCBITを行うのにベストな時期と見ています。

CBITには脳の回路を書き直すという意味合いがあるので、脳の可塑性が高い時期のほうがより成果は出やすいのです（基本セッションは8回で、それにフォローアップデートまたはブーストと呼ばれる1か月に1回のセッションを3回やる計11回のコースがスタンダードなプロトコルです。多くの場合、セッション4回目、5回目あたりで大きな改善が見られ、大抵は8回で十分という感じになります）。

一方で、年齢が上がるとモチベーションがより高くなるので、脳の柔らかさは減っていくものの、意志の力で成果を出しやすいということはあります。上限は20歳代中頃くらいというところでしょうか。

私自身のように歳を取ってしまうと残念ながらCBITはほぼ効果を発揮しません。小学校低学年や幼稚園児、保育園児などの場合は理解力やモチベーションが低いという意味でベストな時期ではありませんが、脳の柔らかさという意味では実は非常によい時期でもあり、うまくCBITの意義をわかってくれた子どもの場合、1回のセッションでチックが消えてしまうこともあります。

このように、チックの症状で苦しんでいる子どもや保護者の方には、なるべく早く、「なぜチックが起こるのか」、そして「自分のボスは自分であること」を知り、早くチックの症状を克服し、治ってほしいです。

症例9　CBIT奏功例

Gさんは、3歳から指を擦り合わせるなどのチック、8歳ごろからまばたき、肩をまわすなどのチックが出るようになり、アリピプラゾール5㎎を処方されていました。体を激しく動かすチックと叫ぶ音声チックが強くなり、ピアノの練習ができない、勉強ができなくなり、小学校中学年で当院を初診（YGTSS‐J42点）。学校の行事前に全身の身震いやパニックがひどくなりました。眠れなくなり、リスペリドン、フルボキサミン、クロザピンも併用し、少し改善していましたが、高学年で、キダメソッドを開始しました。

すると、1回目のセッションでチックが半減し、3回目で消失しました。Gさんは「最初、手足に力を入れて10数えるように指示されたら治ってきた」「やり方を習っているからもう大丈夫」と語りました。

キダメソッドを開始して1年後、鉄剤と抗アレルギー剤のみの処方ですが、YGTSS‐J4点でほとんどチック症状は出ていません。

3）鼻呼吸法

チックは精神的緊張が高く、チックによる身体の動きが過剰で、怒り発作、不安状態、睡眠不良などが続いていると、おのずと交感神経が過緊張状態になります。交感神経の過緊張状態では、内臓の機能、特に呼吸、循環、消化器などの働きにも悪影響を与えます。チックにおいて呼吸法は大変重要です。外来の鼻呼吸法で有効性を発表した日本の論文もあります。

最近、さまざまな分野で鼻呼吸法の有用性が報告されています。鼻呼吸によって、交感神経の緊張を下げ、副交感神経を活性化することで、心拍も血圧も落ち着いた状態に導いていきます。鼻呼吸法は幼児からでもできます。時間を見つけて保護者と本人で一緒にやってみてください（図5－2）。

4）感覚トリック・運動トリック

不随意運動のいくつかは、動く部位を手で触ったり、拮抗反応（運動）をすることで、正常な動きができるようになることがあります。そのような現象を、感覚トリック・運動トリックと言います。例えば、首を振るチックの子どもが、「首にバンダナを巻いただけで首を振るチックが消失してしまう」という現象で

1　しっかり口《くち》を閉《と》じる
2　鼻《はな》でゆっくり呼吸《こきゅう》する
　5秒《びょう》（3秒《びょう》でもOK）吸《す》う
　2秒《びょう》そのまま
　10秒《びょう》（短《みじか》くてもOK）ゆっくり吐《は》く
3　2分間続《ふんかんつづ》ける
4　1日《にち》3回《かい》やってみましょう！

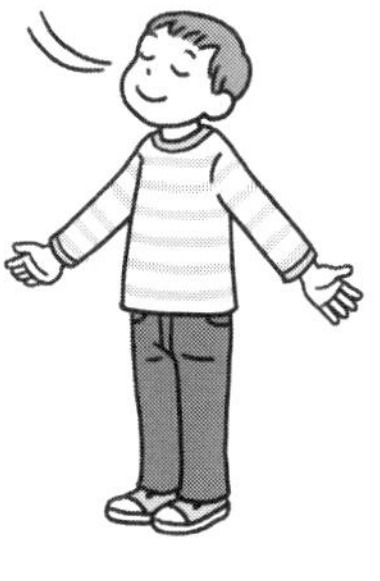

図5－2
鼻呼吸法

T. Kaido et al. Journal of Clinical Neuroscience 77 (2020) 67–74
著者改変

すが、患者さんが無意識のうちに、そのような感覚トリック・運動トリックを身につけていることもあります。

『レナードの朝』*は、治療不能の難病に挑む医師（映画ではロビン・ウィリアムズ）が奮闘し、30年間昏睡状態だった患者さん（ロバート・デ・ニーロ）が奇跡的に回復した実話を基にした感動の映画でしたが、この映画の中で、普段はほとんど動けなかった高齢の女性の患者さんが、ボールをキャッチして投げるというシーンが出てきます。私たちの外来でも、自分では制御できず手が強く屈曲しているジストニアの方が、スムーズにボールを投げたり、スマートフォンの操作が上手だったりすることを経験します。

チック症でも、ふだん運動チックが激しい外科医が、手術中は一切チックが出ず手術の腕前もすごく上手だったり、音声チックの子どもがすごく歌が上手だったりするなど、なんらかの運動の刺激や感覚の刺激によって、チックが軽減したり、消失したりすることが実際にあります。

＊『レナードの朝』：１９９０年公開のアメリカ映画。

５）歯科スプリント治療

近年マウスピースによるチックの減少が報告されています。歯科スプリント治療と呼ばれるもので、２００９年から米国で始められました。２０１６年、日本の家族会が、臨床経験のあるアンソニー・シムズ医師を招待してセミナーを開催したことから、日本でもいくつかの大学の歯学部や歯科医院で歯科スプリント治療が始まっています。

２０１９年、大阪大学大学院歯学部の村上旬平、橘吉寿らが、海外の有名な雑誌に論文を報告しています。初症例は、診察時年齢7〜27歳（平均17・2歳）の男性16名、女性6名の治療例で、臼歯部咬合高径は1・5〜4・5㎜、装着時間は4〜12時間の臨床成績が紹介されました。

あらかじめ用意した木製の舌圧子《ぜつあっし》＊（アイスキャンディーの棒のような形のもの）を数枚用意し、顎の開閉の具合を測ってマウスピース（プラスチック製の歯科スプリント）を制作し、飲食、歯磨き、睡眠以外は極力装着します。

その結果、「チック自己記録スコア」（ＴＳＳＲ）が、大幅に低下しました（図5-3、5-4）。22名のうち、7割以上の患者さんが、音声・運動チックともに減り、運動チックと音声チックの減少率は同率でした。１００日以上経過してもその効果は持続していました。装着による副作用（顎関節の痛み、口内炎など）は認めませんでした。

マウスピースが効果を発揮するメカニズムは、マウスピースの装着によって噛み続けているという感覚（咬合の感覚）やその刺激によって症状が緩和する「感

＊**舌圧子**：口と喉を検査する際に舌を押さえるために使う道具。

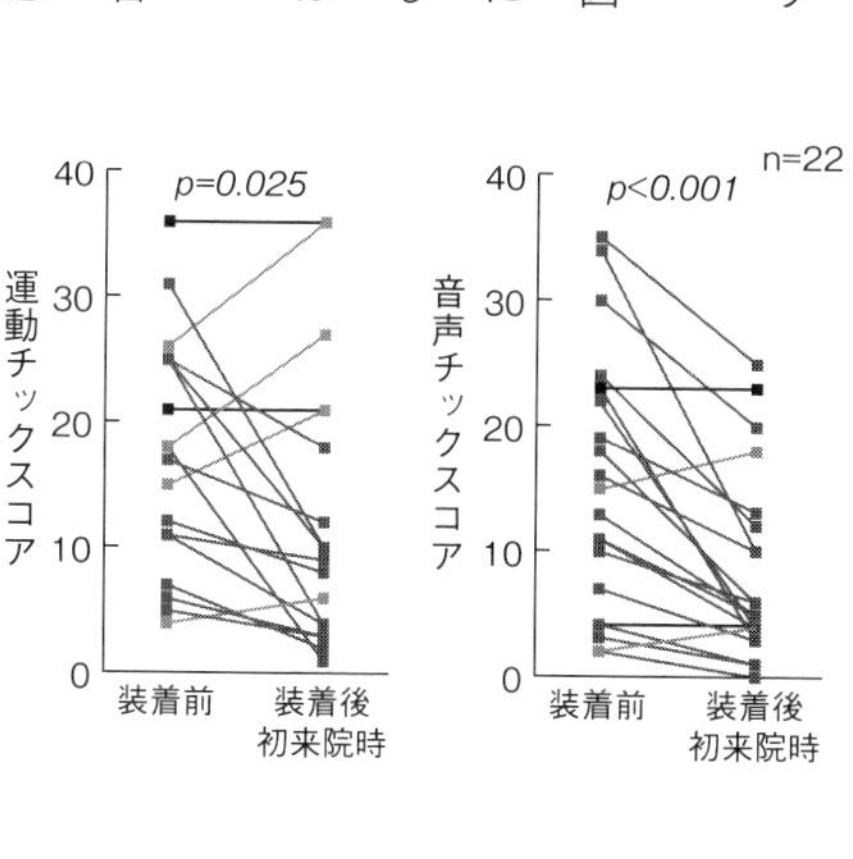

図5-3
歯科スプリント装着後の運動および音声チックスコアの変化

村上旬平「〈咬合と全身の関わり〉Tourette（トゥレット）症候群と歯科スプリント治療　Tourette症候群における歯科スプリントによるチック軽減効果」（解説）『小児歯科臨床』27(9) pp6–14（2022）より改変

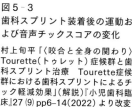

覚トリック」、併せて物理的に音声が出しにくい拮抗反応の影響も推測されています。

神戸大学の解剖学の研究者は、咬むことによる頬の筋の緊張が信号になって脳（視床から島皮質《とうひしつ》へ）に伝わることを報告しています。トゥレット症では、島皮質の神経に過剰な興奮があるという報告もあり、「咬み続けている」という拮抗反応が、島皮質神経の過剰な興奮を抑制しているとも考えられています。飲食、歯磨き、睡眠時をのぞき、1日8時間以内の装着が望まれますが、内科的な副作用もないことから今後期待される治療法です。私たちは顎関節の発達を考慮して、14歳以上の子どもへの臨床研究を行っています。

6）脳深部刺激療法（DBS）とは

高校生以上で、症状が激しくて合併症が多く、多剤を内服していても改善が見られない最重度の症例に対して、脳深部刺激療法（DBS：Deep Brain Stimulation）という手術があります。手術で脳の深いところにある視床の内側中心‐束傍核（図5‐5）に電極を埋め込み、微弱な電気で継続的に刺激を与えることで、チックの発症を抑える療法です。電流は胸に着けたバッテリーから送られ、充電量を定期的にチェックする必要があります。

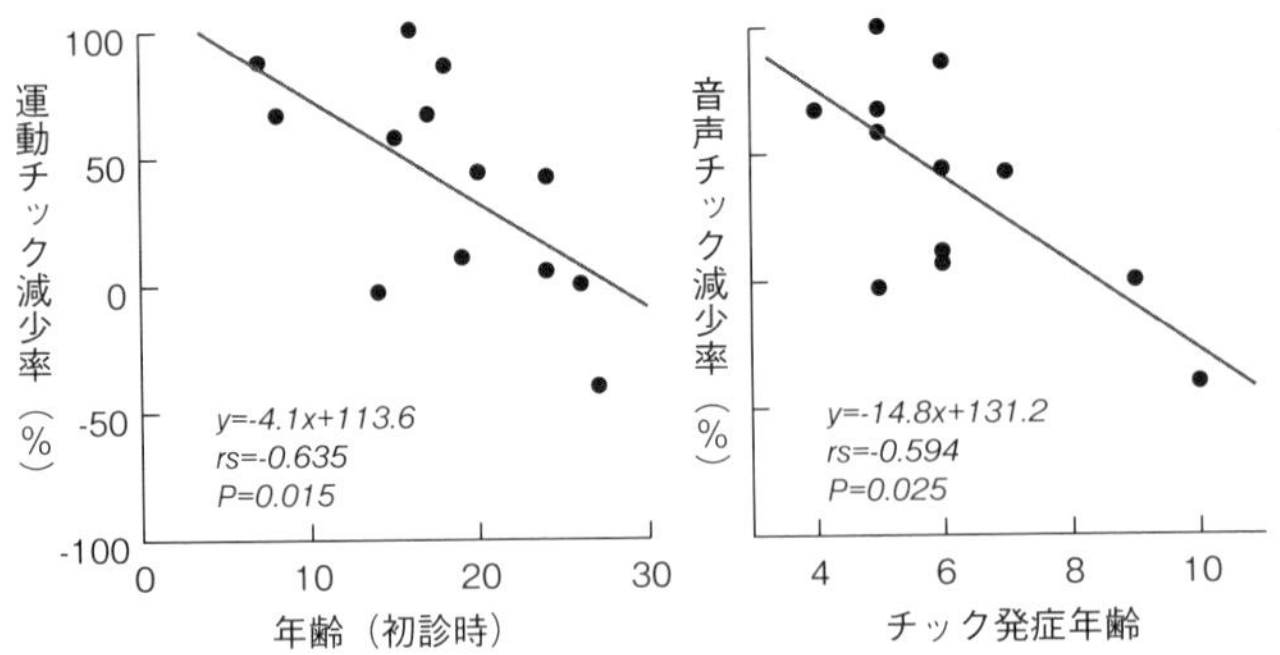

図5‐4
年齢およびチック発症年齢とスプリントによるチック減少中の相関関係
村上旬平「〈咬合と全身の関わり〉Tourette（トゥレット）症候群と歯科スプリント治療　Tourette症候群における歯科スプリントによるチック軽減効果」（解説）

DBS自体は、パーキンソン病やてんかんなどの治療法として広く行われているものですが、目標となる部位が異なります。チック・トゥレット症の療法としては特別な治療法で、日本でも数か所の病院でしかできません。「重症だからすぐにできる」わけではなく、小児神経科や精神科の主治医、施術する脳外科医の間で手術の適用を検討し、病院内の倫理委員会で十分に審議した結果、適応が決まります。

1999年、最初の症例報告がなされ、欧米で広がってきました。日本では、2008年に第1例の手術が国立精神・神経医療研究センター病院で行われ、全国でもまだ120例前後です。

現在、当院の患者さんの中でDBS療法を受けたのは7名ですが、全員が比較的良好な術後経過をたどっています。

しかし、DBSも完全な治療ではなく、手術をすれば完治するというわけではありません。ある程度症状がよくなってからCBITを併用している例、認知行動療法を行い強迫性障害に対応しているケースもあります。

思春期では、あまりにもチックの症状が強いからといって、手術をするのは相当な倫理的配慮と検討が必要です。思春期は心身の変化が強く、症状が変動し一過性にかなり強くなることがあります。心身の変化によって、症状が落ち着いて

内側中心 - 束傍核の働き

- 霊長類で発達、感覚系と運動系の接点として、感覚入力に対する反応、行動の選択に関与
- 網様体、青斑核、小脳、黒質、上丘、基底核からの入力
- Pfは正中中心核（CM）と共同して働き、出力は、前帯状回、大脳基底核、前運動野、下オリーブ核など運動系の領域に投射。脊髄視床路、三叉神経核にもあり。
- 線条体に豊富な投射があり、CM核から被殻、Pf核から吻側部被殻と尾状核に投射

図５－５
内側中心－束傍核の働き

『痛みと沈痛の基礎知識』小山なつ 著
『神経解剖学』岩堀修明 著

くることがありますから、「症状が強いからすぐに外科手術を」という判断はお勧めしていません。

視床の中心内板は、運動機能と感覚機能が連携し合う場所になっていて、私はこの部位が、おそらくチックの病気の中心になっているのではないかと推測しています。ここはムズムズする感覚の入力と動かしてしまう運動の出力が密接に連携している場所で、この部位で初期のチックが始まり、徐々に増悪する過程で、大脳基底核―視床―（大脳）皮質サーキットの異常も併発しているのではないか、と考えています（図5－6）。

症例10　DBS手術を受けたJさん

当院に通院し、他病院で手術を受けられたJさん（42歳）の例を紹介しましょう。

Jさんは、5歳のときにチック症を発症し、12歳のとき当院を受診しました。音声チックがひどく、口の中を噛んだり、汚言や首振り、足を曲げるな

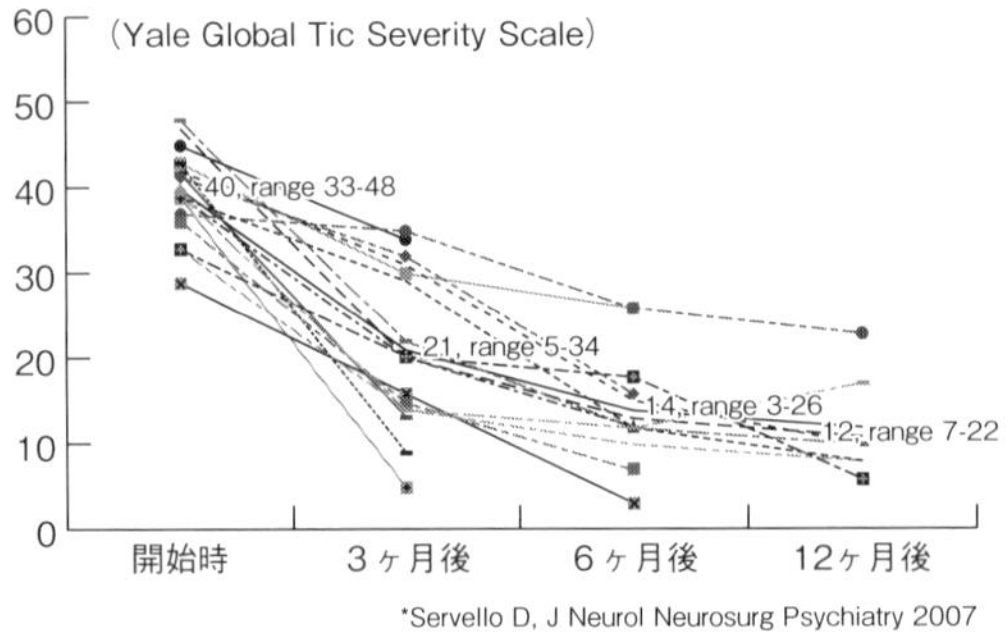

図5－6
DBS後のチック重症度の変化
2016年トゥレット協会研究会
開道貴信先生資料より 抜粋

どの症状、また強迫神経症も合併していました。

大学在学中は脱力感、疲労感が大きく、またチック症状のせいで就職できず、強迫症状や対人恐怖などから一時期、通院しなくなった時期もありましたが、20代半ばから再び通院し始めました。その後工場に勤務しましたが、目に指を入れてしまう自傷がひどくなり、片目を失明してしまいました。その後は自傷行為がひどくならないように工夫しながら仕事をしていましたが、症状はなかなか改善しませんでした。

そのようななか、ちょうど20歳のときの診療記録も残っていたので、年金書類を作成し、35歳のときに障害年金が支給されました。まとまったお金ができたことで、他の総合病院を受診し、JさんへのDBS療法の適用を検討。手術が受けられることになりました。無事、手術も終わり、14日間の入院期間を経て、退院し、その後は外来で電流の調整を月1回程度行いました（図5－7）。また当院で薬物の調整をしました。

Jさんは術後3年経った今、症状がほとんどなくなり、薬もどんどん減らしていっています。今はある会社の事務職として、毎日、勤務しています。

当院を受診するたびに「星野先生、元気なの?」「俺、いまエクセルを使って仕事しているんだ」などと話し、ほのぼのとした会話をしています。Jさ

図5－7　Jさんの視床中心正中核深部脳刺激

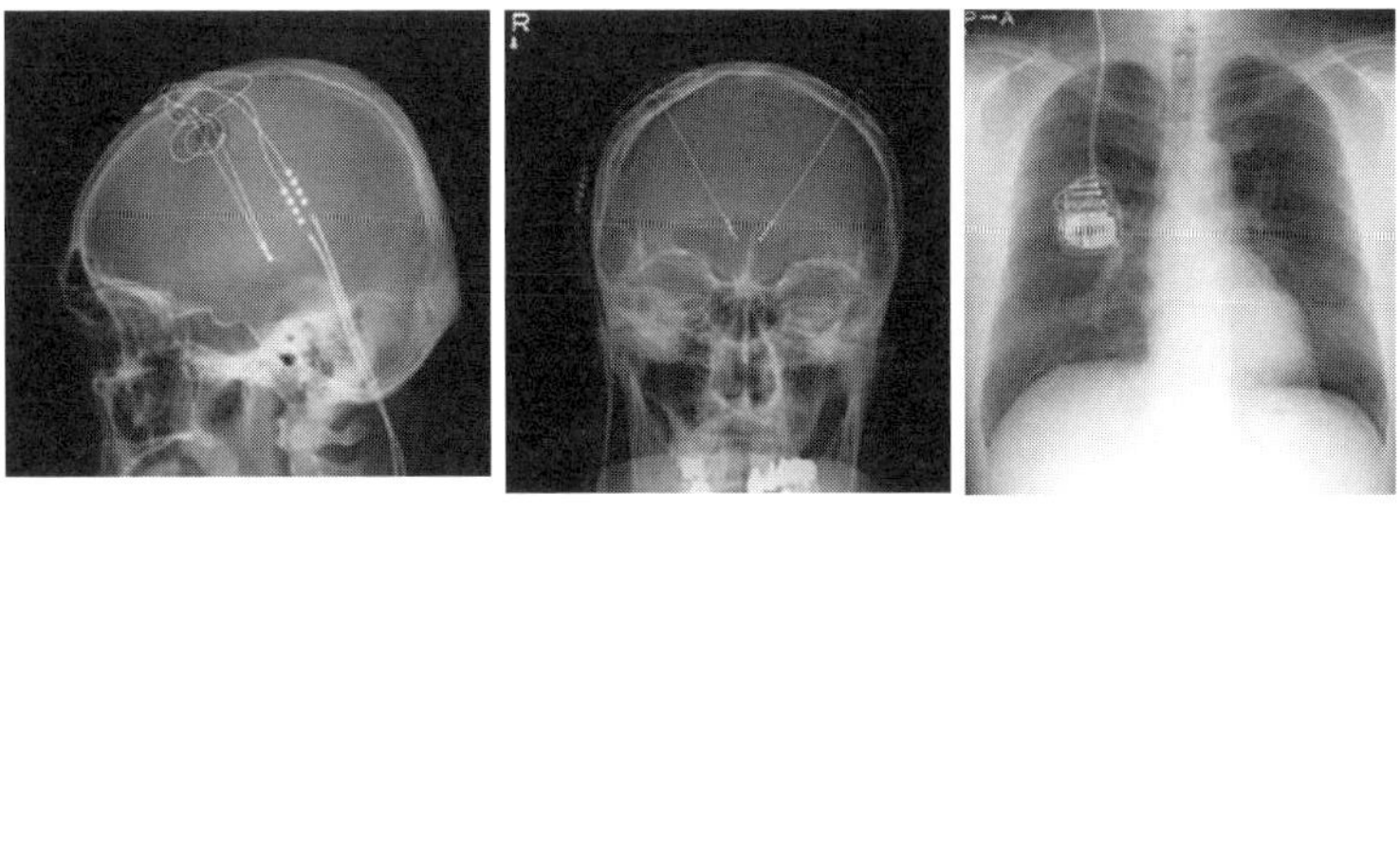

んは、当院に知り合いの子どもを紹介してくださり、「先生、俺の小さな友達だからよろしくね」と言ってくれます。

振り返ってみると、Jさんを救ったのは、社会保障制度だったと思います。Bさんだけでなく、精神保健福祉手帳や障害年金によって救われている成人の方も多いと思います。*

*社会保障制度については第8章参照。

3 オンライン診療の必要性

当院では、全国から瀬川病、トゥレット症、レット症候群*等の神経難病の患者さんが来院することから、2017年よりオンライン診療を導入しました。遠方患者さんの診療が継続できるようになり、今や日常診療になくてはならない診療手段の一つになっています。

2017年はコロナ感染拡大以前でしたので、導入しているクリニックは少数でした。当院のように難病の診療継続を目的としているクリニックは珍しかった

***レット症候群：**遺伝子変異による疾患。知能や言語・運動能力が遅れ、常に手をもむような動作や、手をたたいたり、手を口に入れたりなどの動作を繰り返すことが特徴。

のですが、コロナ感染拡大後は国もオンライン診療を勧めるようになり、毎月のべ約200名のオンライン診療を行っています。

2020年に、当院でオンライン診療の実情を調べてみたところ、178名のうち66名、37％がトゥレット症・チック症でした。遠方の患者さんだけでなく、チック症状が激しく来院困難な患者さんにも診療ができるようになりました。チック症状が激しいと、公共交通機関を利用できず、車での来院をせざるを得ず、保護者の負担も大きくなります。チックの症状が重くても、患者さんの自宅などで診療をすることができ、医療者も本当にありがたく感じています。

2020年7月、「難病のこども支援全国ネットワーク」を通じて日本トゥレット協会からオンライン診療に対する希望を伺いました。

「トゥレット症の症状（音声チック・運動チックなどの不随意運動）から、他人から奇異な目で見られる、激しい不随意運動で周囲に迷惑をかけてしまうなどの理由で公共交通機関の利用が困難な状況の方もいらっしゃいます。そのために受診をあきらめている方も現実にいらっしゃいます。負担の軽減のためにオンライン診療の体制が早期に整備されることを願っております。」

オンライン診療が、チック・トゥレット症の患者さんにも届けられるとよいと思っています。

当院で診療を受けた患者さんの保護者の感想です。

「遠方からの通院はなかなか大変だったので、今回この診療を開始していただき本当に感謝しています。スマホでの画像も鮮明で、先生を見ながら話をして、とてもほっとできます。全国で同じような症状で悩み、薬も効かずに途方に暮れている人が他にもたくさんいると思います。そういう方たちにも先生を知っていただき、遠くでもこうやって診療してもらえると知ってほしい。私は本当に助けられたので。思うように体が動かず病院に行けない人もいるだろうし、いろいろな病院で取り入れてもらえたらいいと思います。これからも宜しくお願いいたします。」

第6章

家庭、学校でしてほしい対応

1 基本的な対応

外来で毎日のように、保護者の方が「早く治してほしい」と症状を気にする様子をよく見かけます。チック・トゥレット症の患者さんがいる家庭や学校では、どのように対応したらよいものかと、とても苦労されています。

保護者の方々の声を聞くためにアンケートを取ったことがありますが、さまざまな状況が書かれていて、いまさらながらチック・トゥレット症という病気が周囲に与える影響の複雑さを思い知らされました（表6－1）。

私はこのような保護者とご本人が安心できるように、表6－2の内容をお伝えするようにしています。

本章では、家庭や学校でしてほしい対応について述べます。

・チックがあると発達障害が出てきますか？
・手を出したり、触ったりするのもチック症なのでしょうか？
・チック症は親がストレスを与えたから出たのですか？
・チックの種類が、日に日に増えていくことが心配になります。
・どうすることもできないもどかしさが（親として）つらくなります。
・どこまでがチックなのか（とびはねる等）、わからないです。
・チックが出た時の対応の仕方を教えてほしいです。
・チックが出やすい子は環境の変化に弱いですか？
・学校での対処を教えてください。
・家族（妹）がイライラして我慢できません。
・薬のこと、治療のことがもっと知りたいです。

表6－1
保護者の不安

1）家では症状がひどくなる

まず、家と学校では症状が違います。一般に学校では激しい症状が出ることが少なく、先生に聞くと、「別に困っていない」「声も気にならない」と言われることがよくあります。しかし、子どもたちの多くは、自分なりに工夫して、衝動を抑えたり、行動をこらえたりしています。「学校では症状が出ないように緊張している。それがつらい」と、外来で話す子どももいます。

家から20メートルぐらいの場所から「あっあっ」と大きな声で叫びながら家に飛び込んだり、家に帰るやいなや「わーっ」と叫んだりする子もいます。家では、症状が抑えられることがなく、保護者からは「家ではひどい状態だ」という訴えが多いのです。

このようにチックは、本人の意思で止められる場合もありますが、脳の機能的な障害なので、適切な対応と治療が必要なのです。保護者の方も「がまんの限界」と思われるかもしれませんが、本人もつらいので、どうか「不適切な対応」をしないように心がけてください。

表6－2　外来での具体的な提案

- チックは不随意運動の一つです。体質のようなもので、保護者の叱責などが原因ではありません。
- わざとではないので、症状が出ても叱ったりしないでください。
- 勝手に出てしまう症状によって不安になっています。
- ご家族の理解がとても大事です。
- 症状は波がありますが、成長してから自然に改善することも多いです（単純チックで合併症がなければ）。
- 早寝早起きを心がけてください、それだけで治ることもあります。
- ゲームを含めたメディアのやりすぎには注意してください。

チックがある子どもの保護者の方は、子どもと外出するとその声や行動によって奇異な目にさらされたり、自分の思いが子どもに伝わらないことで、大変つらい状態に置かれています。一方、子どもも、親に叱られるたびに「チックをやめなければいけない」と思えば思うほど、不安や緊張の高まりによって交感神経系が不安定になり、運動チック、音声チックが増悪していきます。まさに、悪循環にはまってしまいます。

父親の前でだけ絶叫するという8歳の男の子がいました。実は、声を出すたびにお父さんが子どもをつねっていたことがわかりました。その子はお父さんが近づいただけで、緊張がマックスになり、「わーっ」と声を出すようになってしまったのです。

また、保護者にもチック症状、強迫神経症、不安症状を持っている方もいます。ご両親の心のケアも必要です。

「医師は一緒に住んでいないから、家族の気持ちなんてわからない」と思うかもしれません。たしかにそうかもしれませんが、子どもたちの治療に携わっていると、保護者のチックへの否定的な対応が本人を不安にさせ、その結果症状を増悪させていることも多く経験します。チックを治すためには「不適切な対応」はしないよう、ぜひ気をつけてください。むしろ、本人が治りたいと思える環境づ

不適切な対応	このようにお願いします
叩く、つねる、嫌な顔をする	さりげなく無視する
「やめなさい」「うるさい」「向こうに行ってくれ」と、拒絶する	「もう少し小さい声でね」「自分の部屋へ行けるかな？」など、本人に「遠慮」を促す言葉かけをする

くり、たとえば薬だけでなく、深呼吸やＣＢＩＴ、マインドフルネスなど、いろいろな工夫をしながら、少しでも「一緒によくなろう」と思える気持ちを育ててください。

心配なことがあったら医療機関に相談してください。症状には波があり、ある時期を過ぎたら改善することもあります。そして、治療法もあります。家庭で行う深呼吸など、本人と一緒に乗り切る方法をぜひ実行してください。

2）チック以外の合併症への対応

チックの症状は、合併症に大きく影響を受けますので、チックだけに注目しないことが大事です。ＡＤＨＤ、不安障害、強迫性障害などの合併症がある場合は、そちらにも気を配ることが必要です。

強迫性障害や不安障害は、保護者の対応でよくなることがあります。「トイレが怖い」「地震が怖い」「泥棒が怖い」と子どもが訴えていたら、「大丈夫、大丈夫、そんなことはないからね」と返してあげてください。

2 日常生活で大切なこと

私には、治療に当たって大切にしている3つのことがあります。

①子どもをほめること
②早寝・早起き・朝ごはん
③ネット・ゲームの時間制限

1）子どもをほめてください！

ときどき、子どもを「ほめたことはありません」「ほめられる状態じゃありません」「どこをほめたらいいんですか?」という声を聞きます。チックの子どもの育てにくさは察しますが、ぜひ、ほめて育てることの重要さを考えてください。

チックのある子どもたちは、エネルギーが高くて頑張り屋さんが多いです。「ほめる」ことは認めることですから、子どもたちのよい点を伸ばし、心の安定につながります。改善のためにもぜひ、積極的にほめてください。

保護者の中には「ほめると調子に乗って天狗になる」と懸念される方もいます。

私個人の考えとしては「天狗になってもよいのにな〜」と思うのです。おだてて どんどん高い木に登ってくれれば、本人の脳神経は活動し、高まっていきますので、結果的にはよい方向に行くはずです。保護者が叱ってばかりで、わざわざ本人の「やる気」を削ぐのは得策ではない、と思っています。

◆アドバイス　星野流のほめ方

子ども「テストで100点だった！」
星　野「すごいね、すごいね！（拍手）」
子ども「今日、授業で手上げた！」
星　野「へー、すごいじゃん、頑張ってるね」
子ども「これママの絵！」
星　野「わあ、ママすてきだね〜」

子ども「今日、手放しで自転車に乗れたよ！」（突拍子もない会話）

星　野「わー、すごい！　けど、けがには気をつけてね」（本心は、「えっ」と息をのむこともありますが口には出さない）

子ども「宿題、もうやったけど」（5分しかやっていない）

星　野「もうやったの！　5分できたね。OK！　休んでからまたやろう」

◆ほめるところがないと思えるときでもできる声かけ

「今日のシャツ　似合うね〜」（本人の身に着けているものなどをほめる）

「寒い中（暑い中）学校に行くんだからえらいよ！」

「今日は、なんか調子よさそうじゃん」（不登校の子が前より少しでもいい表情だったら）

「今日は少しチック少なかったね。よかったじゃない」(多少チックが減っていたら)

2) 早寝早起き朝ごはん――睡眠リズムを整える

睡眠は、成長を促し、脳と心と身体の発達を守ります。私は、小児科医として20年以上、子どもの睡眠の啓発にかかわってきました。

幼稚園でも小学校でも「21時には寝るように」と話しています。しかし、今の子どもたちは塾や習い事などやることが多く、睡眠の優先順位が下がってしまっています。まずは、「睡眠が重要である」ということを保護者の方が理解することが大切です。子どもは大人の生活に影響されて生活しています。保護者の方の意識が乏しければ、子どもは睡眠が疎かになります。

21時就寝を目標にして、中学生でも22時を厳守してください。

①寝る時間を決めて、そこから逆算して行動を考える

早寝の習慣をつけるためには、寝るまでにどのぐらい、どういうふうに生活を組み立てていったらいいかを逆算することが重要です。

21時に寝るとしたら、学校から帰ってきて何から順番にしたらいいのか、何時までに何が終わっていればいいか、保護者と子どもが一緒に考えます。夕食の時間、お風呂の時間もとても重要です。1日のうちにやりたいことを全部やることはできないのです。今日やること・やらないことを選ぶことが、早く寝ることにつながります。これは大人も同じです。

今、私たちは本当に忙しい時代に生き、やることがあふれています。しかし、人間の能力は限られています。ぜひ、自分たちの生活を見直してください。

②睡眠の問題は本人ではなく家族の問題

私たちは初診時に必ず、子どもが生まれてから今までの「睡眠リズムの発達」がどうだったかを聞き取っています。乳児期から夜寝ていない子どもたちは、成長しても、夜、寝ないことが多いです。その子どもの「睡眠の発達」をたどっていくと「早寝早起きに育てていなかった」ことに原因がある場合もあります。つまり睡眠の短さは本人の体質ではなく、家庭環境、暮らしぶりに起因するのです。

図6－1　睡眠指導により改善した子の睡眠表

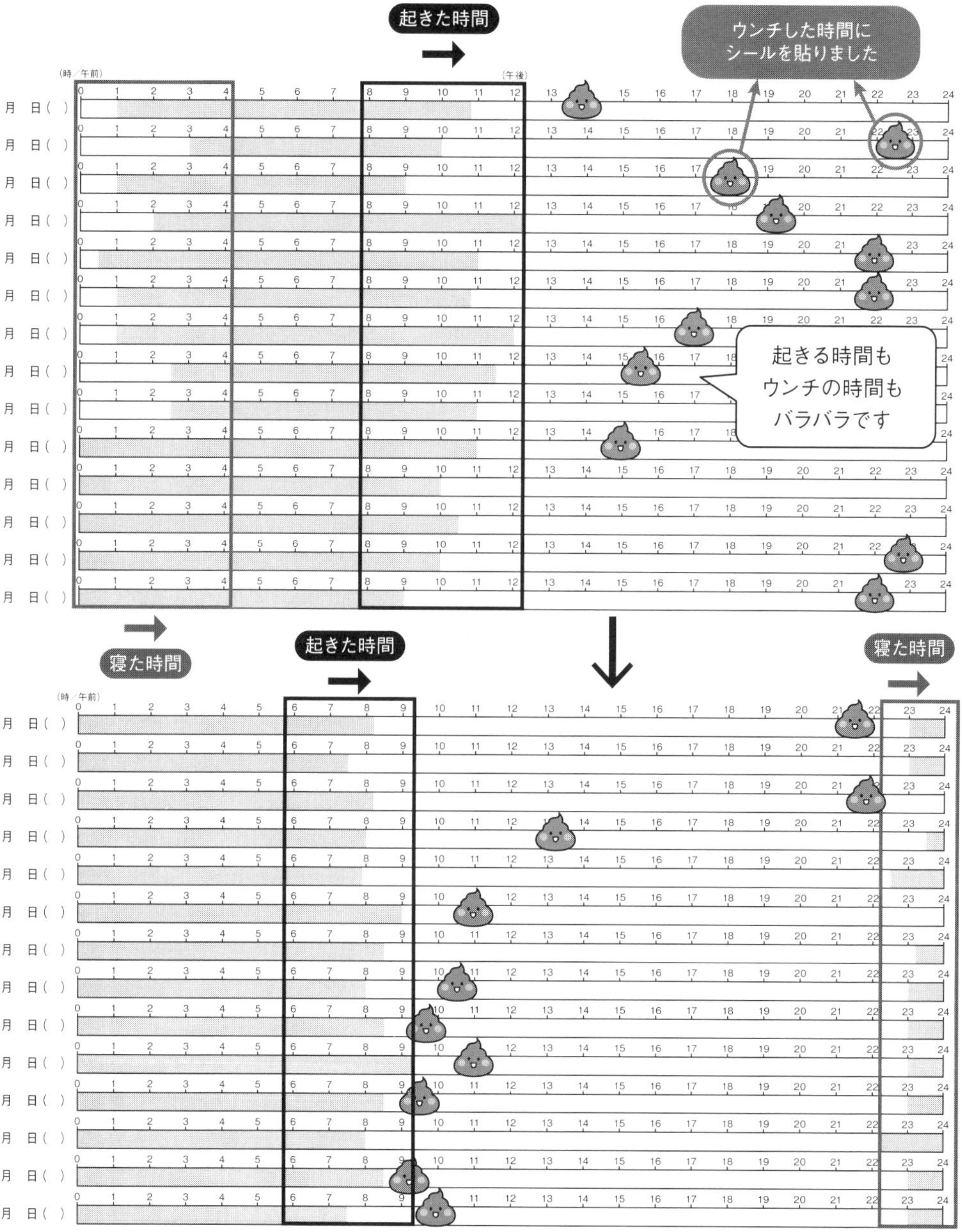

就寝・起床時間がそろい、朝食摂取し朝排便するようになった
本人から「朝、ウンチが出る」と感激の声＝自律神経が安定した

「うちの子、夜、寝ないんです」という保護者が多くいます。小学校1、2年生の保護者の方には、「いえいえ、寝ないのではなく、寝かせていないのです。家族の問題として、睡眠の問題を考えませんか」と問い返しています。

小学校3、4年生以上の子どもには、睡眠の重要性を話します。今すべての小学校で「早寝早起き朝ごはん」運動が行われているので、子どもたちはそれが「体によいこと、大事なこと」だということも、うっすらとわかっています。そこで、医師の立場からその重要性を語りかけます。*

本人を責める前に、家庭の暮らしぶりを改める必要があります。

③睡眠表の活用

外来では睡眠表を書いてもらいます。保護者が書いても本人が書いてもよいです。「書いて次回までに見せなければならない」となると、意識するため、実行もしやすくなります。図6-1に睡眠時間が改善した例を示します。

私は、まず書いたことが無茶苦茶な内容であっても、「よく書いてくれたね、ありがとう」から始めます。

23時の就寝時間が22時になったら「すごい！　がんばったじゃん」と言います。22時が21時になっていたら「早くなるように努力したんだね」と言います。1時

*公式チャンネル「子どもの睡眠、ほっしー先生」

YouTube（「早起きリズムは命のリズム」「星野恭子」で検索）を参考にしてください。

に寝て朝起きられない睡眠表を見たら、「これじゃ身体はきつそうだね……、そうか。じゃあ、どうしたらよいか一緒に作戦を考えよう」と話します。

本人が遅寝遅起きの睡眠表を医師に出したということは「治してほしい、悩んでいます」という意思表示です。保護者も同じ気持ちだと思いますので、正直に伝えてくれたことを最大限に認めて、ほめてから、必要があれば薬物療法などを考えていきます。本人が「寝ようと思ったができなかった」ということがわかれば、もう睡眠の問題は半分解決したのも同然です。

図6－2は、ＮＨＫのテレビ番組「ウワサの保護者会」＊で紹介された睡眠表です。この睡眠表を書いた方は、もう成人し、しっかり仕事をしています。早寝早起きですね。

3）メディアやゲームの制限

最近、子どもたちに小さなまばたきや、顔のチックが増えているのは確かな現象です。また、データは取れていないのですが、オンラインゲームへの依存が高まると、チックは増悪し、ゲームをやめると明らかに改善します。

オンラインゲームはチックの治療にとって、「最大の敵」と言ってよいかもしれません。ゲーム依存症の人は神経伝達物質のドパミンの分泌に異常をきたして

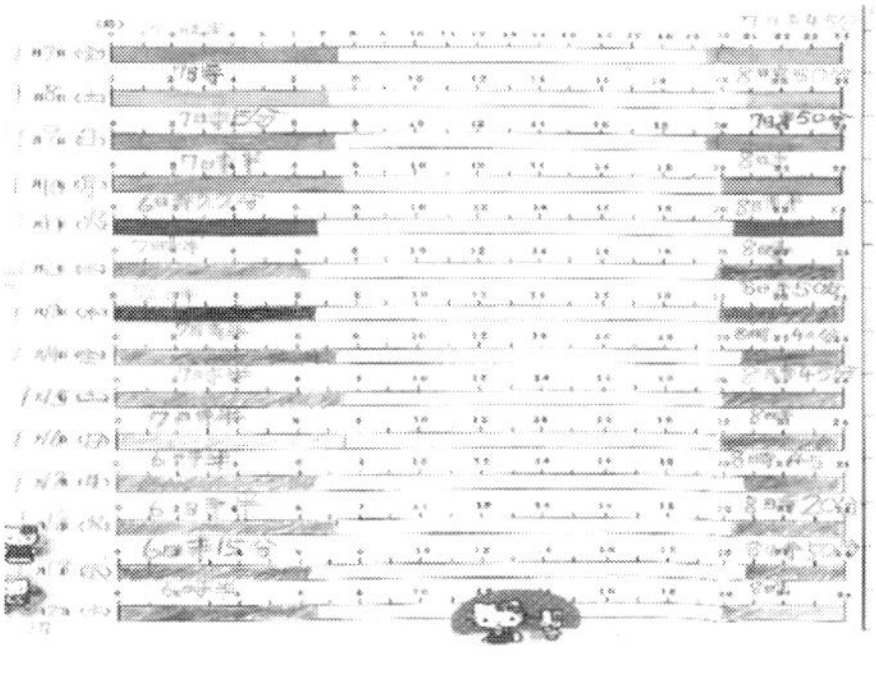

図６－２
８歳の実際の睡眠表

＊尾木直樹さんをコメンテイターとした教育テレビの子ども番組（２０１５年４月～２０２２年３月）。

いるという報告がされていますが、おそらく、刺激過剰なゲームによってドパミン系の神経が興奮し、チックが増悪するのではないかと推測しています。

「ゲームは絶対禁止」というわけではありませんが、登校できていなかったり、睡眠リズムが崩れてしまっている子どもたちはゲームの「ほどよい時間とほどよいレベル」が守られていないのが実情です。刺激性、ギャンブル性の高いゲームには思春期の子どもたちを依存症に誘い込む魅力があります。

図6‐3を見てください。当院に来院した「ゲームに過剰にはまってしまい正常な日常生活がおくれなくなったゲーム障害の」子どもたちの年齢の分布です。小学校5、6年生から増え、中学1、2年生でピークとなります。

まずは、保護者と本人とで「家庭のルールを決める」ことが大切です。もし、やめられずに暴力をふるうようになってしまったら、警察を呼ぶことも辞さないでください、と指導しています。

ときに、ゲーム依存症に陥っている子どもたちから、「誰も遊んでくれない」「さびしい」「つまらない」と聞くことも多くあります。そのようなときは、保護者の方に「ボードゲームやトランプなどのアナログゲームにも誘ってください」「ゲームの話も聞いてあげてください」と話します。

本人たちにはゲームをする時間を制限するように指示すると、「やだ」「ムリ!」

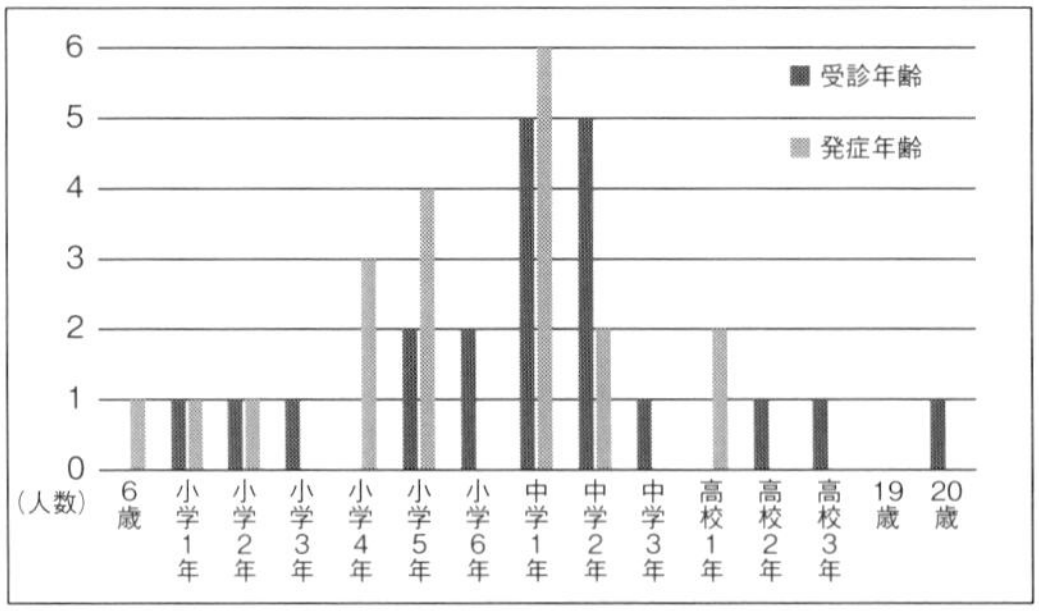

図6‐3
当院のゲーム障害の年齢分布
(2020年調査 男児 18名 女児 3名)
2020年 子どもの早起きをすすめる会 シンポジウム発表データ

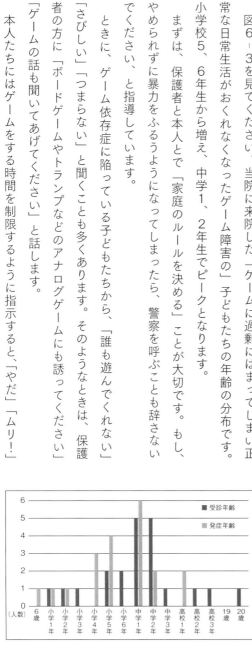

と反論してきますが、ゲームへの依存とチックの増悪の関係を説明したり、ゲームの時間を学習・睡眠の時間に充てることの必要性を伝えるなど、押したり引いたりしながら、本人たちが納得して、なんとか乗り切れるようにしています。大人がゲームや動画にハマっている姿を見せないようにするなどの注意も必要です。

3 学校や外部機関との連携

保育園・幼稚園の年代では、チックの症状はさほど悪化することはないので、むしろ神経発達症の症状や、「集団に入れない」「友達に乱暴する」などの行動に注目する必要があります。問題行動が強い場合、チック症状が増悪していく傾向があります。発達全般に気を配って、関係者が連携をとるとよいでしょう。

小学校の年代では、チック・トゥレットの症状があるからと言って、腫れ物に触るような対応をする必要はありません。しかし、どうしても本人が学校に行きたくない、人前での発表を嫌がっているときには、無理をさせないでください。無理強いしてつらい思いをした場合、自尊心が低下してしまうことがあります。今はできなくても、いつかできるときが来ると思います。もし、チックがあっても、学校や塾、習いごとをがんばっているのであれば、ぜひ本人をほめてください。

しかし、子どもたちの「心ない言葉」や、いじめのような発言、態度、また学校の先生の理解が乏しいこともあります。そのときには、先生からきちんと「いじめにあたる」と説明していただきます。また、私から先生に対しては手紙を渡して、主治医の言葉として理解してもらいます。もし学校の対応が不適切な場合には、一時的に休ませてもよいと思います。本人の心の傷が増えないように対応してください。*

＊『チック・トゥレット症ハンドブック―正しい理解と支援のために―』参照。

4 学校における配慮

細かいまばたきやフンフンと言っているぐらいのときは、あまり気にならないと思いますが、大きい声を出す音声チックが頻発するときには保健室・別室の利用や、ときには学校を休むなどの配慮が必要になってきます。

1）医師が症状を説明し、先生から子どもに伝えてもらう

私は、先生からクラスメイトに話してほしいことを、図6－4のようにまとめて手渡しています。

このような文章を渡すことで、症状の責任は主治医（医療）にあり、本人や保護者が真剣に向き合っていることを伝えます。また、医学的な視点から本人の症状について、チック・トゥレット症候群という病気であり、治る希望があること、「本人の症状をからかったり、指摘しないようにしてください」ということ、「本人の行動で困ったことがあるようなら、私（医師）に連絡するように」と伝えてもらいます。

病気という本人のプライバシーに触れることですので、保護者や本人の同意が必要です。無理して伝える必要はありませんが、本人の学校における場所を確保する方策の一つとして、学校と保護者・本人との間で相談をしてください。

2）いじめの問題

からかったり、いじったり、いじめたりする子には自覚がないのですが、からかわれている本人は本当につらく、登校できなくなるほど嫌な気持ちになってし

図6-4　周囲の子どもたちへ説明するときの文例

〇〇さんの症状について

〇年〇組の〇〇さんは、トゥレット症候群という病気があります。本人が動きたくなくても、言いたくなくても、手足が動いたり、大きな声や言葉が出てしまう症状があります。今、専門の病院に通って、お薬など、いろいろな治療をしています。少しずつ良くなっていますが、まだすべてが抑えられてはいません。

〇〇さんの手足の動きや大きな声の症状は、咳やくしゃみと同じですので、我慢できる時とできない時があります。わざとしているわけではありませんので、なるべく知らないふりをしていてください。けっして、指摘したり、まねをしたりしないでください。

時々大きな声だったり、悪い言葉を言うこともあり、皆さんが驚いてしまうこともありますが、本人も我慢しようとしています。なるべく知らないふりをしていてください。

もし、どうしても気になってしまう時には、担任の先生に言ってください。

担任の先生から、校長先生、保護者の方、そして私（お医者さん）にも伝えてもらいます。

私も、〇〇さんの治療を頑張りますので、どうぞよろしくお願いします。

日本トゥレット協会理事
瀬川記念小児神経学クリニック理事長
星野恭子

まいます。「病気や症状のことを攻撃しない」「病気の人や障がいを忌み嫌わない」ということは、人として大切な倫理観です。「担任の先生がきちんと説明したら、クラスの子どもたちから何も言われなくなった」という話はよく聞きます。学校できちんと対応することは重要な課題です。

3）子どもたちは、それほど症状を気にしていないこともあります

保護者は「チックの症状のせいで、本人がいじめられたらどうしよう」と心配することが多いのですが、子どもたちは意外と気にしていないこともあります。子どもたちは自分のことで精一杯で、クラスメイトの小さなチックの症状を気にしていないことが多いのです。

触られたり、近くで叫んでいたら気になりますが、単純チックであれば、保護者が心配するほど気にしていないことが多いです。また、本人が楽しそうに学校生活を送っていれば、まわりの子どももチックの症状に慣れて、気にならなくなっていきます。症状は変化しますし、クラス替えもありますから、そのときの症状をずっと覚えている子どもはいません。

本人も、症状が激しい場合は「友達に会いたくない」という気持ちになりますが、軽症のときは「学校を休みたくない」と思っていることが多いようです。も

ちろん、「あのときにこんなことを言われて嫌だった」と心に傷を負ってしまう場合もありますから、必ずしも気にしていないとは言い切れませんが、学校に行きたい子どもたちの気持ちを尊重し、子どもの力を信じてあげましょう。

4）支援者も正しい知識を

学校では、スクールカウンセラーやスクールソーシャルワーカーなど多職種との連携が必要です。まずは正しい知識を持っていただくことが重要です。

よくあることですが、支援者がチックを「心の病」としてとらえて、「ストレスを与えないように、好きなだけ好きなことをさせましょう」というアドバイスをすることがあります。この認識は明らかに間違っています。チック・トゥレット症は心の病気ではなく、脳の機能障害なので、ストレスを軽減することは必要ですが、「好きなだけ好きなことをさせる」という対応は不適切です。ある中学生が小児科の医師から「好きなだけゲームをさせてください」と言われ、チックが悪化した状態で来院しました。これは誤った指導です。

本人が支援者を信頼していることも重要な要素です。支援者が連携して本人を支援する際、「本人が自分たちを信頼しているかどうか」を常に確認し合ってください。本人に寄り添い、理解を深めていくことを支援の前提にしてください。

5 思春期で気をつけるポイント

思春期にさしかかると、子どもたちは心身ともに激しく変化します。それに伴って、症状にも特徴や変化が出てきます。

1）身体の発達による変化、起立性調節障害

前思春期（9〜10歳）から思春期に入ります。このころから、身長が伸び、体重も増え、身体は劇的に変化します。思春期の急激な身体の変化に血圧の恒常性が対応できず、朝起きにくい、立ちくらみがする、お風呂でのぼせる、長時間立っていることができずしゃがみ込んでしまうなど、起立性調節障害の症状が出てくることがあります。治療は、普段の早寝早起きの生活、水分摂取、投薬などをしますが、チックがある場合、起立性調節障害の症状が強いときには、チック症状も悪くなることもあります。

2）二次性徴

チックの症状と性ホルモンは強いつながりがあります。男女ともに二次性徴が始まると性的な事象に関心を持ちます。とりわけ男の子の場合、「頭の中がエッチなことばかり」になり、汚言につながることが問題です。* 女性の胸に手を出そうとしたり、夏になると女性の肌の露出が多くなり、視覚的刺激が増え、汚言が増えることがあります。成長につれて、徐々に改善し、目立たなくはなりますが、自分の意思とは関係なく、他人の前ではふさわしくないような卑猥な言葉や冒涜的な言葉を繰り返し発してしまうので、ピークの時期には少し気をつけたほうがよいでしょう。

＊98ページ参照。

3）反抗期のチック

性ホルモンの影響で、本人の意思と関係なく、反抗したり暴れたくなります（図6－5）。保護者もわかってはいるもののイライラしてしまい、激しい喧嘩になることもしばしばです。「どこまでがチックのせいで、どこまでが性格かわからない。無視するようにと言われても、どこまで無視していいのか、どこから叱っていいのかわからない」という悩みが保護者からよく聞かれます。

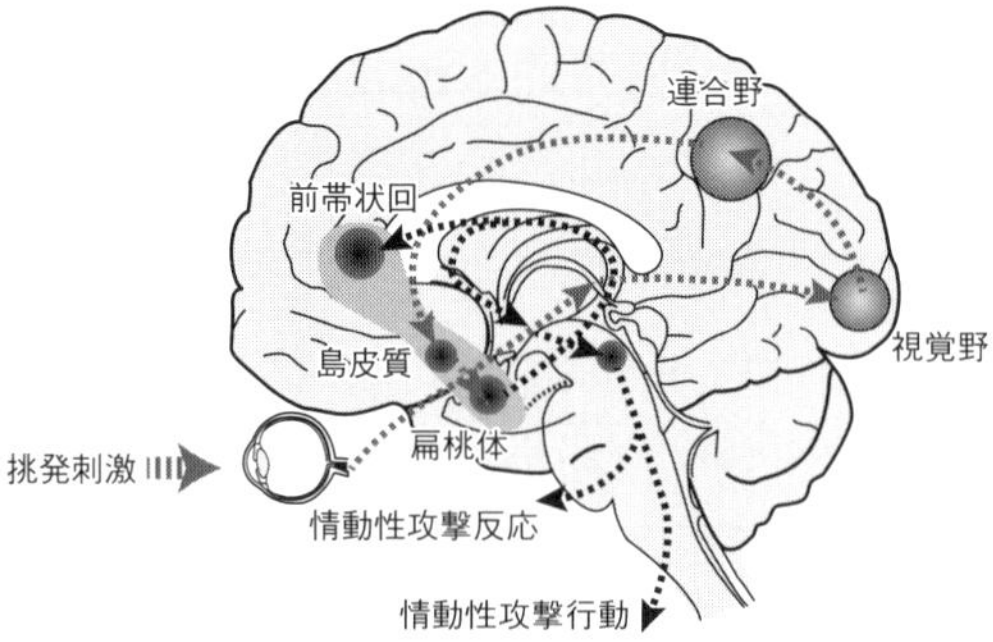

図6－5
情動性攻撃行動の生理的な脳内回路

有田秀穂 著『人間性のニューロサイエンス　前頭前野、帯状回、島皮質の生理学』P172

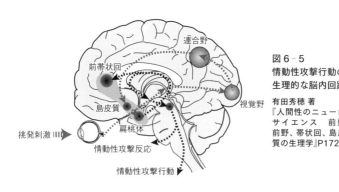

たしかにむずかしい問題です。私は「思春期は外身とちがって、中身は幼いこともありますので、そのあたりを差し引いて考えてください」「真剣にやりあわないで、さらっと流すことも大事です」とアドバイスしています。また、反抗期の対応については「基本的に保護者が家ごとのルールを決めてください」と伝えています。言葉や態度で示される反抗では、保護者でも対応できますが、暴力が伴う状態では、学校の担任やスクールカウンセラーなどに相談することなどが大切です。このような怒りを「怒り発作」と呼ぶことがあります。

9～10歳から反抗期になっても12歳ころまでには、13～14歳から反抗期になっても15歳をすぎると落ち着いてきます。少し嫌な時期に入ったが「仕方がない」と受容して、2～3年は経過を見守る覚悟をしてください。

しかし、保護者がゲームを取り上げたり、自分の思い通りにならないと、わざとチックを激しくやってみたり、吠える、髪の毛を抜くなどの行動や、さまざまな他害行動が激しくなることがあり、周囲を悩ませます。

二次性徴による変化を理解した上で、それぞれの対応を考え出していただきたいのですが、本人も「チックをしたい」とは思っていないはずです。本人の反抗的ともとれる行動は、当事者からすると理由がある反応ですから、その対応を考える際は「保護者にとっての課題」と考えるとよいかもしれません。

4）薬の副作用

ドパミンの活性を抑制するリスペリドンや、アリピプラゾールなどの薬剤によって、食欲が増し体重が増え、眠気が強くなります。体重が過重になると、自己肯定感が下がり、運動するのも億劫になります。また、授業中などにも眠気に襲われ、睡眠のリズムが狂うことで睡眠の質にも影響を与えます。思春期は眠い時期でもありますので、この時期の薬物療法については、注意が必要です。

6 思春期は重症でも、治る可能性は十分にある

チック・トゥレット症は合併症を抱えていることが多く、思春期には治療に難渋するケースが多いのです。さまざまな薬物を服用し、マウスピース*、呼吸法*、CBIT*を行ってもよくならず、あきらめている方も多いのではないでしょうか。

しかし、このような重症の思春期の子どもたちも、「数日間だけチックがない日があった」という報告を聞くことがあります。私は、こうした報告を聞くと「ああ、この子は治るんだな」と考えます。脳の機能的なメカニズムで立証する

*マウスピース：126ページ参照。
*呼吸法：125ページ参照。
*CBIT：121ページ参照。

のはむずかしいのですが、数日間～1週間以上チックが出ない状態があるなら「治る神経回路を持っている」「チックが出ない状態をつくることができる」ことに注目して、チックが出ない条件を整備することを心掛けています。チックが続いているのは、「脳がチックを抑制する力を発揮できていない」と解釈しています。

「数日間でもチックが出ない」状態があったという情報を得たときには、保護者と本人に「絶対よくなるよ」と伝えます。やや希望的観測でもありますが、成長や治療とともに、「チックが出ない脳回路」を長い期間、発揮できるようになる、と考えています。

前頭葉も含めた脳機能全体の発達性の変化は、思春期が終わるころに終息します。これをきっかけに、治る可能性があるのです。思春期に増悪する状況は、毎日毎日つらいとは思いますが、「必ず出口がある」と希望を持ってください。

症例11 重度のトゥレット症の中学生

大変重度のトゥレット症の中学生がいました。彼は幼児期からチックがあり、様子を観察するのみでましたが、小学校6年生で症状がひどくなり、全身をふるわせて叫ぶチックが頻発して来院しました。

薬物療法、歯科スプリント治療、CBITを行い2か月入院して認知行動療法をしましたが、改善しませんでした。

その子が夏休みに、1週間かけて、親戚のおじさんとトマト栽培の作業をしました。その間、まったくチックが出なかったというのです。「何も症状が出なかったの?」と本人に確かめると、「そうなんですよ、先生、まったくチックが出なかったんです」と話してくれました。

「無意識かもしれないけど、チックが出なかったわけだから、治る可能性があるということに自信を持ってください」と伝えました。この中学生は、今高校生になって、多少のチックはありますが、症状もだいぶ落ち着き、薬も減らして高校生活を送っています。最重度に近かった子どもさんですが、このように改善する力を持っています。

第７章

脳神経の発達からチック・トゥレット症を考える

この章は少し脳科学の専門的な話になります。近年、脳の働きについて、めざましい科学的解明が続いていますが、一方ではまだまだわかりきっていない脳と精神、身体の関係があります。脳神経の働きをチック・トゥレット症と関係する神経伝達物質に焦点を当てて紹介します。

19世紀の医師たちは、身体と精神の深い関係に気づき始め、脳の働きに注目し始めました。この200年の間で脳科学は著しく進歩し、チックの症状も、脳神経の機能という視点から説明ができるようになりました。また、ハロペリドール（セレネース）という薬剤が神経伝達物質であるドパミンの活性を抑制し、そのことでチックの改善が見られたことから、チックとドパミンの関係がわかってきました。

1　ドパミンはどんな働きをしているのか

ドパミン*は、脳の「大脳基底核」という運動を制御する場所に多く貯蔵されていて、神経伝達物質と呼ばれるように、運動に関する大脳基底核と、意欲や集中

***ドパミン：**神経伝達物質の一つ。快く感じる原因となる脳内報酬系の活性化において中心的な役割を果たしている。

力に関する前頭葉に指令を送ります（図7－1）。

神経伝達物質ドパミンは伝達されていく回路が決まっています。ドパミンが適切に供給されると、運動が円滑に行われる仕組みと、運動を抑制する回路、運動を制御する複雑な仕組みを持っています。ドパミンが運動の促進と抑制の両方に働くという、きわめて精巧な働きをするのです。このようなさまざまな神経のバランスによって、運動は制御されています。一方で、このドパミンの回路は、前頭葉にも張り巡らされていて、意欲が上がったり、集中できたり、やる気が出たりという積極性を促します。

チックの子どもたちは、活発な子どもたちも多いですが（もちろん全員ではありません）、それは、このようにドパミン神経が活発であるということと関連するかもしれません。ただし、脳の活動性をドパミン神経のみで説明することはできませんので、一つの見方と思ってください。

ドパミンだけでなく、GABA（ガンマアミノ酪酸）、グルタミン酸等も複雑に関連していることがわかっています。

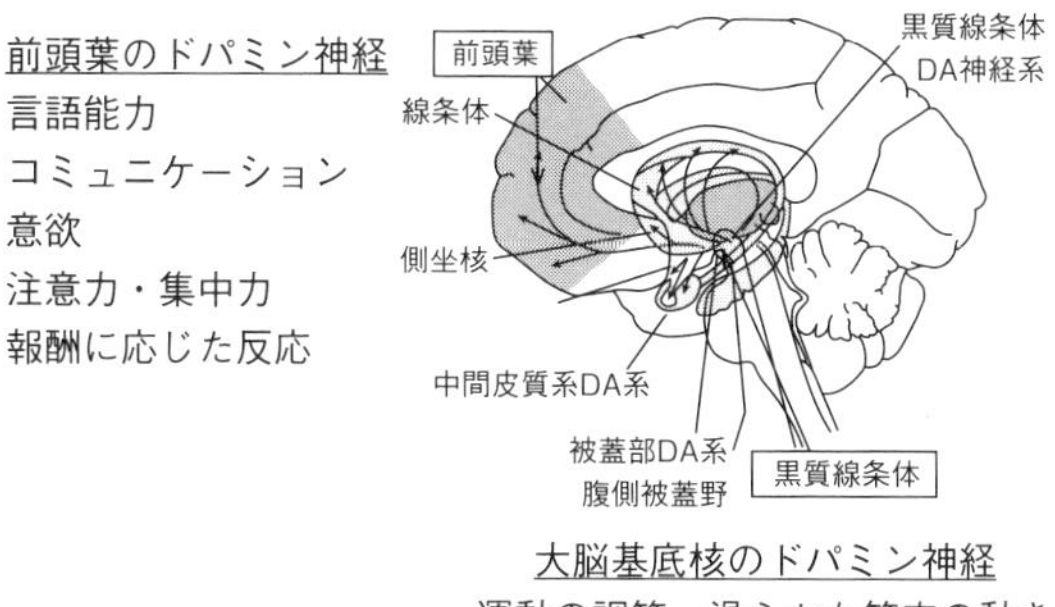

図7－1
ドパミン神経系の働き

Kandel et al.
Principles of Neural science.
1991; 瀬川を改変

2 ドパミンとチックの関係

ドパミンとチックの症状の関係は、さまざまな小児神経学の研究から少しずつわかってきています。ドパミンの神経回路の発達は、幼児期から学童にかけてピークを迎え、思春期で成人と同じレベルに達することが推測されています。一方、チックは幼児期に発症することが多く、最初は出たり出なかったりしますが、学童期になると症状が持続するようになり、運動チック、音声チックなどもさまざまな様相を呈してきます。

胎児の20週から10歳までのドパミン神経系の発達状況を分析した研究では、新生児のときに大脳皮質に発現したドパミン神経系が、発達とともに増加し、神経系が及ぶ範囲も拡大していることが報告されています。

ドパミンという物質は直接測定することができないので、間接的な方法で分析して、ドパミン神経系の発達の状態を推定します。図7-2を見てください。1973年に、チロシン水酸化酵素というドパミンに変化する以前の物質の年齢ごとの変化を調べた研究ですが、線条体・黒質（大脳基底核の一部）のドパミンの代

図７－２　線条体および黒質のチロシン水酸化酵素活性の経年齢変化

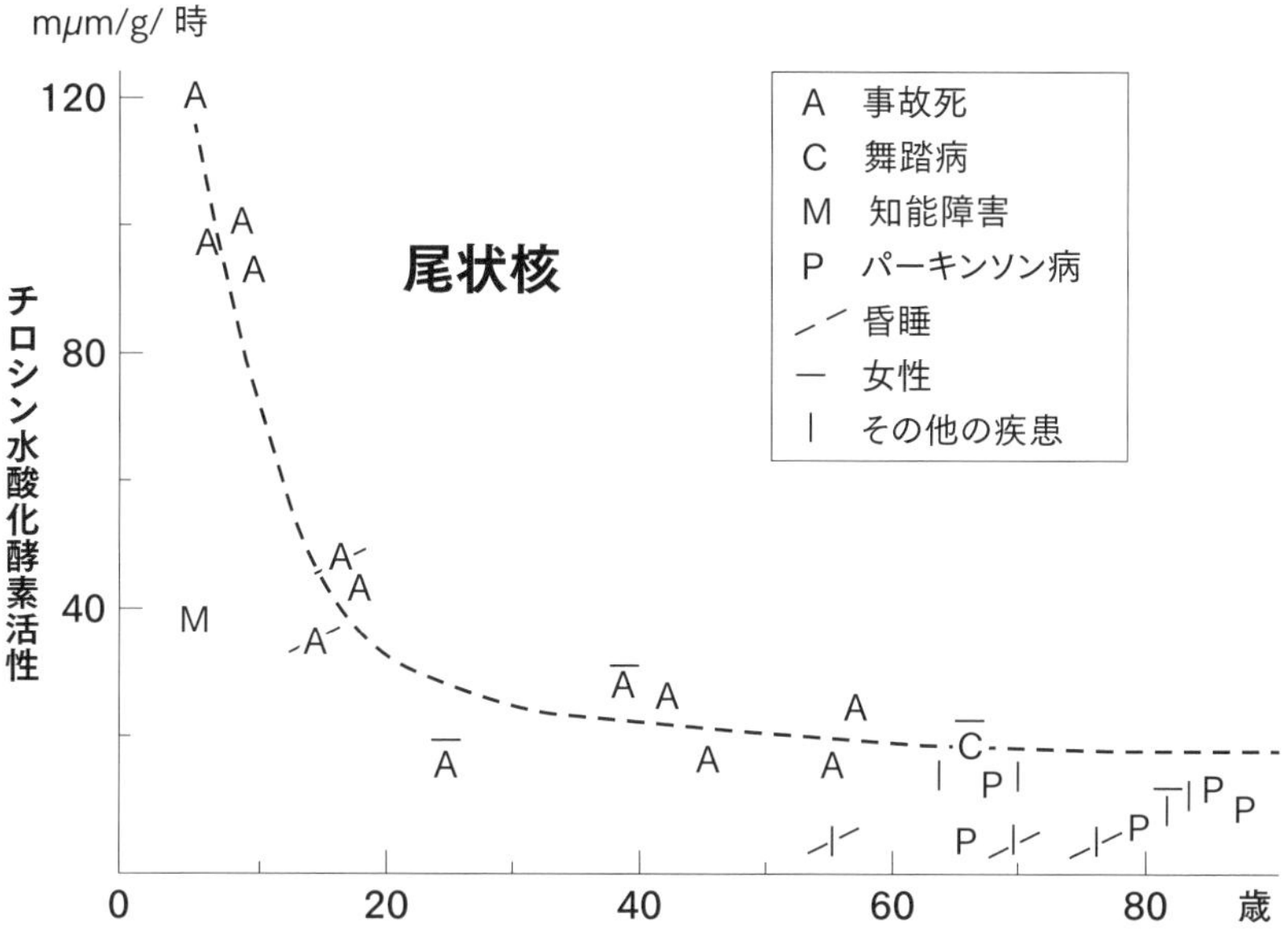

McGeer, McGeer. 1973 一部変更

図７－３　記憶誘導性サッケードの経年齢的変化（ドパミン神経活性を反映）

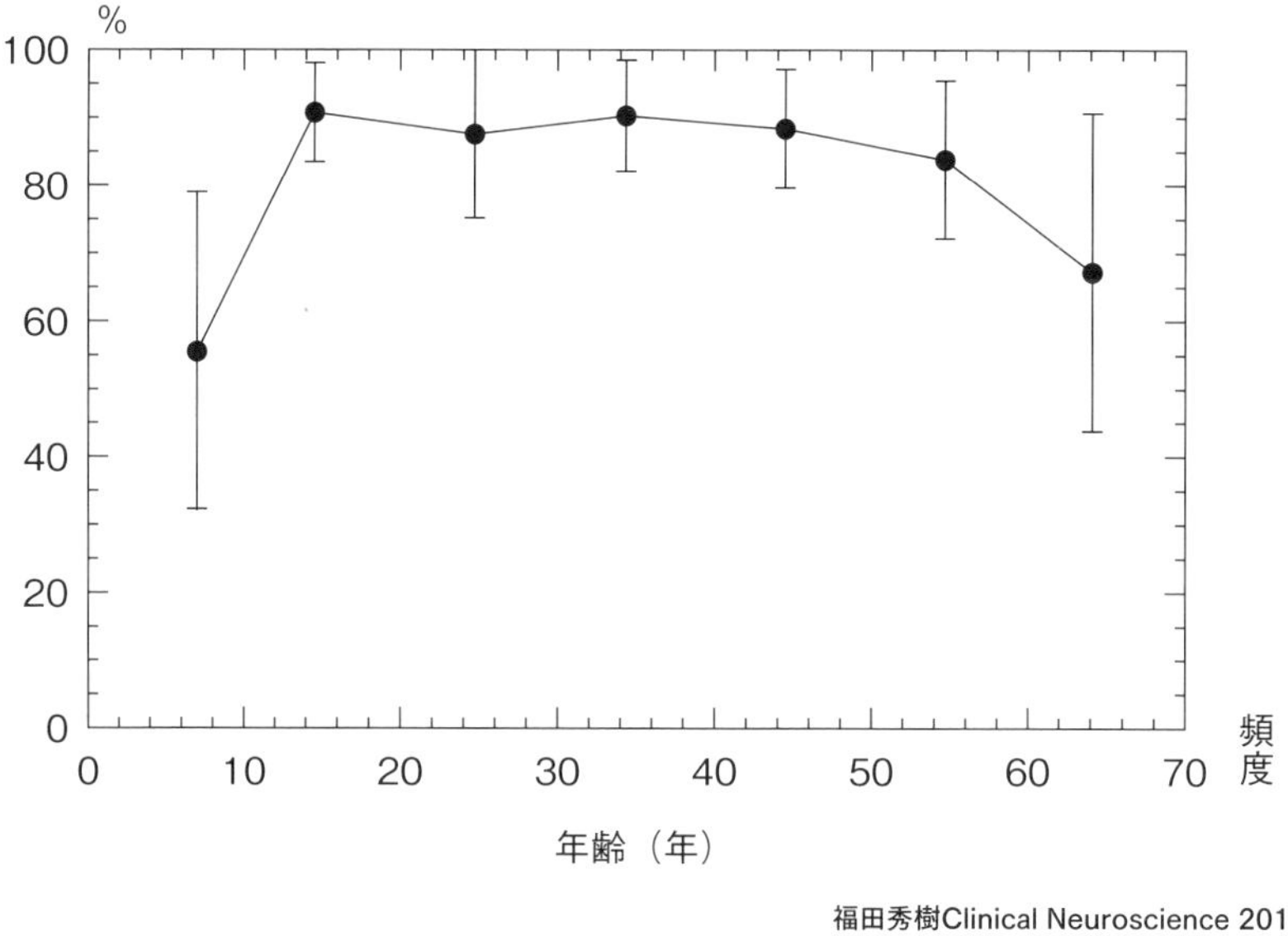

福田秀樹Clinical Neuroscience 2010

謝が年齢とともに下がっていき、15～20歳になるとカーブが平坦になっていきます。この結果から、ドパミン神経の発達は15歳ぐらいまではとても目覚ましく変化・発達する、ということが推測できます。*

すでに検査の項目で紹介しましたが、記憶誘導性サッケード*という検査値が、ドパミン神経系と間接的な関係があると考えています（図7－3）。

図7－4は、夢を見る状態のレム睡眠中に、体がビクビクと細かく動く数を数えたグラフです。疾患を持っていない正常な小児は、5～7歳と11歳を比べると、数が減っているのがわかります。チックの子どもたちも同じように変化しています。

グラフの一番下にある瀬川病は、もともとのドパミンをつくる酵素が少ない病気、すなわちドパミンが少ない病気なのですが、継年齢的な変化はあるものの、あまり変化はしていません。

私たちはこのような、ドパミン神経系の変化が、チックの症状に影響を与えていると考えています。つまり、ドパミン神経が発達する時期に、チックの子どもはドパミンが足りなくなります。そのためドパミン受容体が過剰に増加することによりチックの発症につながると考えています。ドパミン神経の発達が終了する15歳ころにチック症状が改善する人が多いのは、ドパミンが影響していると思わ

＊32ページ参照。
＊69ページ参照。

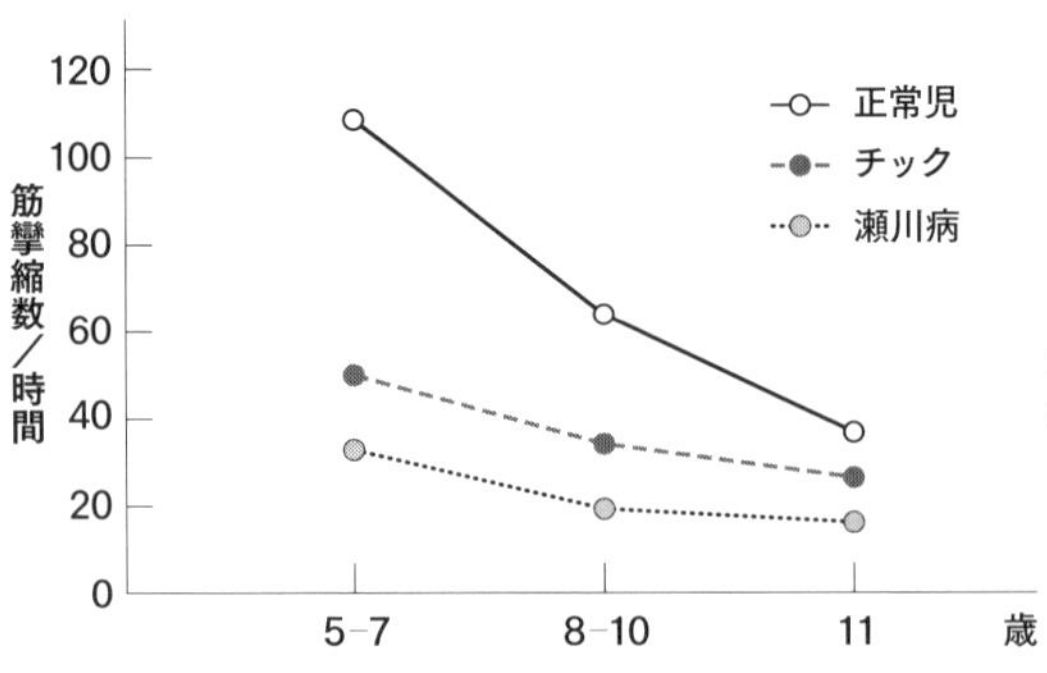

図7－4
レム期
筋肉攣縮の
経年齢的変化

＊セロトニン：40ページ参照。

れます。

3 セロトニン神経はどんな働きをしているのか

セロトニン*神経系は、ドパミンより先に発達すると考えられています。セロトニン神経系は、脳幹に多く張り巡らされ、大脳全体をカバーし、首から脊髄にまで延びています。このようにセロトニン神経系は、大脳と脊髄（身体）をつなぎ、さらにハブ空港のように、脳全体、神経全体に広がっていきます（図7－5）。

このセロトニン神経系も、胎生期から発達し、乳幼児期には頸部や体幹を緊張させ、脳神経を育て、昼間の覚醒を促します。乳幼児期の脳神経の発達が終わると、心の発達に関係し、さまざまな心の不安定から心身を守る役割を果たしていきます。

チック・トゥレット症では、精神のエネルギーが活発になりすぎてしまい、ときには怒り発作、イライラ、不安の亢進が起こり、「〇〇しないと気がすまない」状態になり、心穏やかでいられなくなります。

セロトニンは、ドパミンの暴走を止め、安定した精神状態にコントロールする

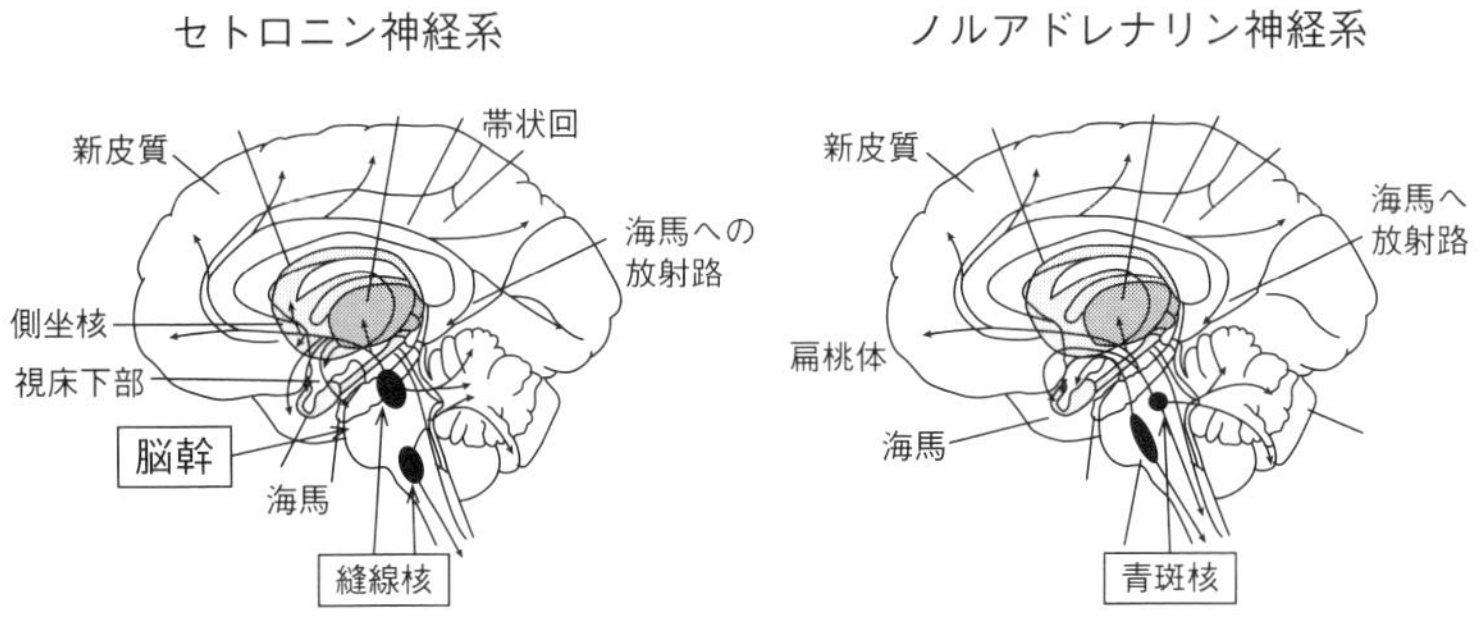

図7－5
セロトニン神経系、ノルアドレナリン神経系

Kandel et al. Principles of Neural science. 1991; 瀬川を改変

働きをします。セロトニンは一般的には心身のリラックスを促す物質として注目されることが多いため、チック症状との関係が指摘されることは少ないのですが、チックの行動抑制の点で重要な働きをしています。

4 大脳基底核（線条体）―視床―（大脳）皮質の回路とチックの関係

私は、チックの症状と「大脳基底核（線条体）―視床―（大脳）皮質」という回路（サーキット）（図7-6）の関係を考えることがとても重要だと考えています。多くの研究者が、この回路とチック・トゥレット症の関係を報告していますが、まだ、医学的には推測の段階で、詳細は明らかになっていません。

このサーキットは①大脳皮質―大脳基底核ループ、②運動ループ、③眼球ループ、④前頭前野ループ、⑤辺縁系ループがあり、大脳基底核―視床―（大脳）皮質のそれぞれの違う部位を結んで、運動を制御する神経回路になっていると考えられています。

この回路が働くために、ドパミン、セロトニンなどさまざまな多くの神経伝達物質が大脳皮質や基底核、視床等と、広い場所に関連し、チックの運動症状の出

図７－６　大脳基底核（線条体）—視床—（大脳）皮質の回路

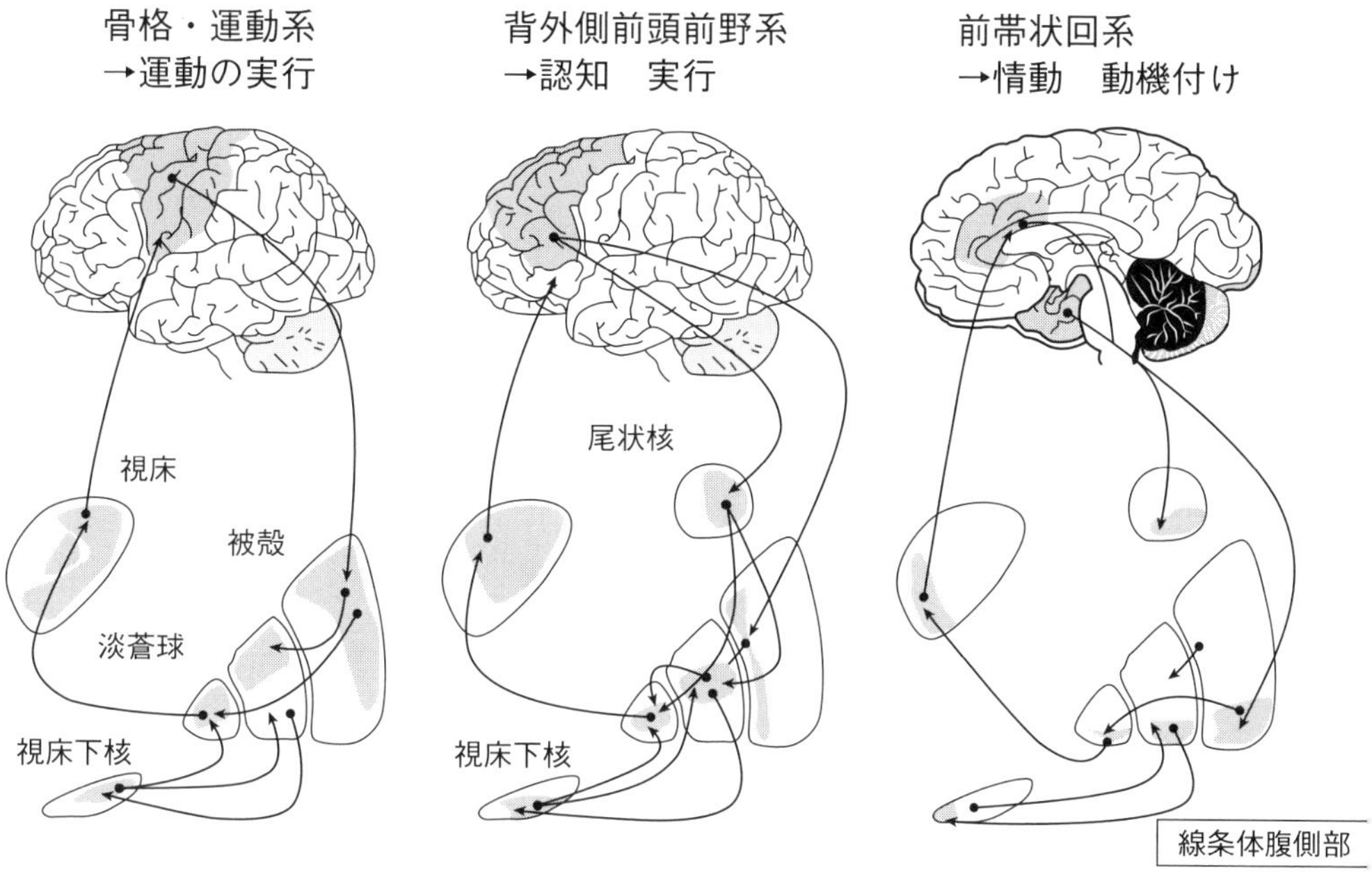

Neuromodulation for Obsessive–Compulsive Disorder

Article · Literature Review (PDF Available) in Journal of the American Society for Experimental NeuroTherapeutics 11(3) · July 2014 with 2,873

現やＡＤＨＤ、強迫性障害に関連していると考えられています。

この大脳基底核―視床―（大脳）皮質の回路が正常に機能しないと、運動の制御が不安定になり、より複雑なチックが出てくるのではないかと考えられています。単純で短時間出現するチックと複雑なチックが実際に、大脳基底核―視床―（大脳）皮質のサーキットとどの程度関連しているかは、現段階では解明できていませんが、例えば、脳深部刺激療法（１２８ページ）で視床の中のある場所を刺激すると、チック症状だけでなく、強迫性障害も改善することがわかっています。

当院では、チックを治療する際、ＡＤＨＤや強迫神経症の治療を優先して行うことがあります。大脳基底核―視床―（大脳）皮質のサーキットを安定させると、チックの症状がよくなるだけでなく、注意力、集中力など生活全般に関連することがぐっとよくなってきます。

毎日の診療の中で、このサーキットを常に意識しているというほどではありませんが、チックの本態にかかわる回路であると理解しています。

第８章

チック・トゥレット症を抱える人の青年期の支援

1 成人になってから受診する場合

青年期・成人期になっても重症なチック症状が残ってしまう場合があります。成人期になってから少しずつ快方に向かう患者さんもいますが、中には、悪化してしまう患者さんもいます。ＡＤＤや強迫性障害*を伴い、対人関係が問題になる場合もあります。

チックの治療は主に小児科で行っているので、成人になってチック症状が重症な場合は、対応できる医療機関が限られているのが現状です。小児期や思春期から継続して診療を受けている場合は、病院やクリニックにもよりますが、そのまま同じ医療機関で診療を継続するのがよいと思います。

成人期になってから初めて受診する場合は、ほとんどのケースで精神科を勧められます。*しかし、精神科でも「トゥレット症はよくわからない」と診療を拒まれたり、向精神薬を漫然と継続されてしまうという事例も、たびたび耳にします。私見ですが、成人になると、チックの運動症状より、不安障害、強迫性障害、注意欠陥障害などの精神症状が中心となる方が多くなるため、「運動症状のみ」で、

***強迫性障害：**39ページ参照。

＊近年、トゥレット症のチック症状を不随意運動症ととらえ、診療をしてくれる神経内科医もいるが、精神科への受診が多い。

神経内科で問題が解決する方がほぼいないのではないかと考えます。
ＮＰＯ日本トゥレット協会では、このような悩みに対し、受け入れ病院のリストを作成し、相談できる場所を案内しています。参考にしてください。＊
またＮＰＯ日本トゥレット協会では、ピアグループやピアサポートライン（電話相談）を行っています。

2 自分の障害と向き合いながら、生活を整える

治療も大切ですが、それ以上にチック症状を受け入れながら自分自身と向き合っていくことが大切です。仕事や生活を充実させていくか、どのように生きていきたいかという課題と向き合い、必要な援助を受けながら、自分らしい人生を切り開いていくことが求められます。

当院では、小児期から治療している患者さんは、青年・成人期になっても、そのまま通院を継続しています。チック症状や合併症の軽重にはよりますが、それぞれ進学、就職をしたり、自立し、家庭を築いている方も多いです。

女性の場合、生理前に悪化するという話は、ときどき耳にします。妊娠・出産

＊医療機関（ＮＰＯ法人日本トゥレット協会）https://tourette-japan.org/%e5%8c%bb%e7%99%82%e6%a9%9f%e9%96%a2/

を経験している患者さんもいます。妊活や妊娠中の薬物療法については心配をされることが多いので、なるべく少量でコントロールをしていることが多いです。*

当院では、国立成育医療研究センターの「妊娠と薬情報センター」(https://www.ncchd.go.jp/kusuri/index.html)に問い合わせをし、その情報を患者さんや産婦人科医と共有するようにしています。

出産後、睡眠リズムが崩れ、症状が増悪することもありますが、家族や友人に手伝ってもらう等の環境調整、本人の心理支援を行った上で、漢方薬の追加、少量の薬の増量で対応することがあります。

*アリピプラゾール1mg+フルボキサミン25mg1錠/日、セレネース0・75mg1錠/日 など。

3 就労について

多くの成人の患者さんが就労しています。しかし、中には一般の企業ではなかなかうまくいかず、就労移行支援(障害者総合支援法に基づく就労支援サービスの一つ)や精神障害者保健福祉手帳を使って、障害者雇用の枠で働いている人もいます。

チック症状が比較的軽く、ADHDや強迫性障害、不安障害などの合併症が比較的落ち着いている人が一般企業で働いていますが、会社にチックを隠したり、チックの衝動を抑えたり、眠気を避けるために服薬を制限するなど、さまざまな困難を抱えながらの就労を余儀なくされています。深呼吸などのリラクゼーションも「仕事中は忙しく、それどころではなくなる」という声をよく聞きます。

一方、DBSをうけた最重症のトゥレット症で一般企業に勤務していた男性が、会社から最優秀功労賞を授与されたことがありました。たまたま彼の上司と話す機会があったのですが、次のような温かい言葉をいただきました。「勤務態度がしっかりしていて、仕事の覚えも早く、誰よりも努力をしていました。勤務中も運動チック症状は出ており、危険な仕事はしないように仕事量を減らしていましたが、周囲は本人の症状を理解し、自然に受け入れていました」。

どんなに強い症状があっても、誠実に仕事に取り組む姿勢が評価されていました。合併症もあり、つらいこともあるかと思いますが、この上司のように必ず努力や成果を見ていてくれる人がいるはずです。

障害者枠で働いている場合は、ジョブコーチなど、就労移行支援の担当者に自分の抱えている症状を話して、企業との仲介に入ってもらい、職場環境を改善する対策をとってもらうことも、就労を続けるための工夫です。主治医とどのような就労環境が望ましいか、よく相談してください。

表8－1　働き方の選択

	就労形態	備考
一般就労	企業・官公庁など 通常の雇用形態	・障害者手帳取得なし ・クローズ就労*1 ・オープン就労*2
一般就労 （障害者枠）	企業・官公庁など障害者枠での就労 （特例子会社を含む）	障害者手帳必要
福祉的就労	・就労継続支援A型事業*3 ・雇用型	一般就労が困難な場合
福祉的就労	・就労継続支援B型事業*4 ・非雇用型	一般就労が困難な場合

＊1　通常の雇用形態で、障害や病気を特に申告しないで就労する場合。

＊2　通常の雇用形態で、病気を抱えていることをあらかじめ雇用主に申請し就労する場合。

＊3　雇用契約を結び給料をもらいながら利用する。一般就労を目指す。

＊4　雇用契約は結ばず、通所して授産的な活動をしながら工賃をもらい利用する。A型・一般就労を目指す。

『チック・トゥレット症ハンドブック — 正しい理解と支援のために —』
（NPO法人日本トゥレット協会）より引用。

表8－2　公的な就労支援

障害認定を受けた場合に利用できるもの	障害者トライアル雇用	地域障害者職業センターとハローワーク障害者専門窓口が連携して行っている各種職業リハビリテーション
	若年コミュニケーション能力要支援者就職プログラム	
	職業相談	
	職業訓練	
	職場紹介　他	
発達障害者を対象として受けられる支援	発達障害者を対象とした職業訓練	
	障害者職業能力開発校における発達障害者対象訓練	
	多様な委託訓練	
その他利用可能なもの	職場定着のためのジョブコーチ支援	
	障害者就業・生活支援センター	

『チック・トゥレット症ハンドブック — 正しい理解と支援のために —』
（NPO法人日本トゥレット協会）を参考に作成。

働き方の選択については、表8－1をご参照ください。

どのような職場であっても、自分の症状や必要な援助を伝え、職場の理解を得ることが必要です。ハローワークや障害者就業・生活支援センターなどに、受けられる支援について問い合わせてみましょう。公的な就労支援については、表8－2をご参照ください。

4 年金などの制度も活用できる

症例10（130ページ）では、社会保障制度によって治療を進めることができた事例を紹介しました。医療費や生活の上での経済的な問題は、医療機関のケースワーカーや市町村の窓口の担当者に相談をしてください。障害年金や精神障害者保健福祉手帳制度など、生活を守るための福祉制度の活用、社会資源の利用について聞くことができます。

障害年金の受給については「トゥレット症だけでは該当しない」と担当部署で言われてしまうこともありますが、強迫性障害、知的発達症等の重症度によって通ることもありますので、よく主治医と相談をしてください。

表８－３　主な公的支援制度

	種類	申請時期	サービス概要	備考
障害者手帳	精神障害者保健福祉手帳	初診日から6か月以上たった日から	社会参加のための支援	＊手帳所持者が受けられる支援措置 所得税・住民税の控除、自動車税・軽自動車税の減免、自動車取得税の減免、鉄道運賃・航空運賃・バス・タクシー運賃の割引など。
	療育手帳			
	身体障害者手帳			
障害年金	障害基礎年金	初診日から1年6か月以上経過した日から	所得保障のための支援	20歳前初診の場合は20歳になった日から申請可能
	障害厚生年金			
自立支援医療		該当する疾患で通院が必要となったときから	医療費自己負担額の減免（所得に応じて）	指定自立支援医療機関に限る

＊窓口＝各自治体の担当窓口

『チック・トゥレット症ハンドブック — 正しい理解と支援のために —』
（NPO法人日本トゥレット協会）を参考に作成。

表８－４　その他関連のある制度

	制度・施策名	相談窓口など
暮らし、仕事・雇用関連	消費生活の相談	全国・消費生活センター
	生活困窮者自立支援制度	各自治体の自立相談機関
	ひきこもり対策推進事業	地域のひきこもり相談センター
	発達障害の就労支援	ハローワーク等
福祉・人権関連	障害者手帳	各自治体窓口、通院先医療相談室
	障害者総合支援法	各自治体窓口、通院先医療機関
	障害者差別解消法	各自治体窓口

『チック・トゥレット症ハンドブック — 正しい理解と支援のために —』
（NPO法人日本トゥレット協会）を参考に作成。

また、通院先が「指定自立支援医療機関」になっている場合は、自立支援医療（精神科医療費の公費負担）を受けることができます（表8－3）。

その他関連のある制度については、表8－4をご参照ください。

おわりに

子どもたちの成長はそれぞれの花を咲かせるのに似ています。花が咲く前の球根から芽が出ているときには、お水や肥料をあげたり、虫を取り除いたり、植物が成長して大輪の花が咲くまでお世話します。

人が育っていく過程にもさまざまな困難が待ち構えています。遺伝的な要素や、後天的な障害に悩まされるかもしれません。発達障害や環境や友人関係、睡眠の質や量の乱れ、時代の流れともいえるＳＮＳのトラブルなどに見舞われるかもしれません。

チックは発達性の変化で起こります。このような一つひとつの「台風」をよけて、日の当たる場所に出し、お水をあげて、トラブルが出てきたら対処していく。

一つひとつの発達の問題に対処しながら、当事者のチックの症状にさまざまな療法でアプローチし、保護者の支援をし、子どもたちの成長を助けながら対応していく。そして、子どもたちの人生に大きな花が咲くように医師として手を差し伸べる。これが、チックの診療の目標だと考えています。

成人になってチックが残ってしまった場合も、考え方は同じです。日々の変化や問題も一つひとつ丁寧に対応し、治療すること、そして周囲の理解と支援が大切です。

本書を読んでくださったチック・トゥレット症で苦しんでいるご本人、ご家族、支援者、治療者は、チック・トゥレット症をよくご存じだと思います。

毎日、チック・トゥレット症の診療に従事しておりましても、わからないことばかりで、このような症状があるのか、このように経過するのか、と日々、患者さん、保護者の皆様から教えていただき、勉強させていただいております。この疾患は本当にわからないことが多く、これほど長い歴史があるにもかかわらず、病気の本態が解明できていないむずかしい疾患と思います。

それほどのむずかしい疾患に対して、長い間真摯に向き合い臨床と研究を続けてこられた国内外の多くの先生方の多くの研究に、心から敬意と感謝を申し上げたいと思います。また、日本トゥレット協会や患者さんの支援をされている多くの方にも感謝を申し上げます。

私は、旧瀬川小児神経学クリニック・故瀬川昌也先生より、チック・トゥレット症の多くを学ばせていただきました。故瀬川昌也先生、故八森啓先生に心から感謝を申し上げたいと思います。

そして、今も私を導き支えてくださる瀬川記念小児神経学クリニックの木村一恵先生、林雅晴先生、福水道郎先生、福田秀樹先生、寺尾安生先生、本当にありがとうございます。また頼りない私とともに臨床と研究をしてくださる長尾ゆり先生、野崎真紀先生、川井未知子先生、平野嘉子先生、小島康子先生、上東雅子先生、ここに記載できない多くの先生方に感謝申し上げます。また日々、私たちを支えてくれている当院の全職員の皆様にも心から感謝申し上げます。

なによりも来院してくださる患者さん、保護者の皆様、私たちに教えてくださり、本当にありがとうございます。患者さん、保護者の皆様は、医師にとっての先生です。この本が、少しでも皆様のお役に立てればと謹んで言葉を添えさせていただきます。

当院にてＣＢＩＴの治療をしてくださり多くをご教示くださり、さらに本著にご寄稿くださいました木田哲郎先生に深く御礼申し上げます。

最後になりましたが、この本の執筆に多くの支援をくださいました、合同出版の、鈴木庸さん、齊藤暁子さん、本当にありがとうございました。

■引用・参考文献

《第1章》

1）梶龍兒（２０１６）『不随意運動の診断と治療』診断と治療社

2）Leckman JF, Cohen DJ, editors. (1999) Tourette's Syndrome: Tics, Obsessions, Compulsions: Development Psychopathology and Clinical Care. 1st ed. New York: John Wiley & Sons, 1999.

3）Shapiro AK, Shapiro ES, Young JG, et al. (eds). (1988) *Gilles de la Tourette syndrome.* 2nd ed. New York: Raven Press, 1988.

4）Freeman RD, Fast DK, Burd L, et al. (2015) An international perspective on Tourette syndrome: selected findings from 3,500 individuals in 22 countries. *Dev Med Child Neurol* 2000; 42: 436-47.

5）Hallett M. (2015) Review article Tourette Syndrome: Update. Brain Dev 2015; 37: 651–655

6）瀬川昌也（２００８）「〈日本人の発見した神経疾患〉瀬川病」（解説）『BRAIN and NERVE：神経研究の進歩』60：５－11

7）Segawa M. (2003) Neurophysiology of Tourette's syndrome: pathophysiological considerations. *Brain Dev* 2003; 25 suppl 1: 62-69.

8）American Psychiatric Association 著、高橋三郎、大野裕監訳、日本精神神経学会（日本語版用語監修）（２０１４）「ＤＳＭ－５　精神疾患の診断・統計マニュアル」医学書院

9）相沢雅文、新井卓、有澤直人、他（２０１８）「１－１　トゥレット症とは」『チック・トゥレット症ハンドブック―正しい理解と支援のために―』ＮＰＯ法人日本トゥレット協会

10）J Jagger, B A Prusoff, D J Cohen et al. (1982) The epidemiology of Tourette's syndrome: a pilot study. Schizophr Bull. 1982;8(2): 267-78. doi: 10.1093/schbul/8.2.267.

11）Bloch MH, Leckman JF. (2009) Clinical course of Tourette syndrome. *J Psychosom Res* 2009; 67: 497-501

12）Cavanna AE, Critchley HD, Orth M, et al. (2011) Dissecting the Gilles de la Tourette spectrum: a factor analytic study on 639 patients. *J Neurol Neurosurg Psychiatry* 2011; 82: 1320-3.

13) Stiede JT, Woods DW. (2020) Pediatric Prevention: Tic Disorders. Pediatr Clin North Am 2020; 67: 547-57.
14) Bernard BA, Stebbins GT, Siegel S, et al. (2009) Determinants of quality of life in children with Gilles de la Tourette syndrome. *Mov Disord* 2009; 24: 1070-3.
15) Leckman JF, Zhang H, Vitale A, et al. (1998) Course of tic severity in Tourette syndrome: the first two decades. *Pediatrics* 1998; 102: 14-9.
16) Freeman RD, Zinner SH, Müller-Vahl KR, et al. (2009) Coprophenomena in Tourette syndrome. *Dev Med Child Neurol* 2009; 51: 218-27.
17) Rizzo R, Gulisano M, Calì PV, et al. (2012) Long term clinical course of Tourette syndrome. Brain Dev 2012; 34: 667-73.
18) Kuwabara H, Kono T, Shimada T, et al. (2012) Factors affecting clinicians' decision as to whether to prescribe psychotropic medications or not in treatment of tic disorders. *Brain Dev* 2012; 34: 39-44.
19) Pringsheim T, Okun MS, Müller-Vahl K, et al. (2019) Practice guideline recommendations summary: treatment of tics in people with Tourette syndrome and chronic tic disorders. *Neurology* 2019; 92: 896-906.
20) Michal Novotny, Martin Valis, Blanka Klimova. (2018) Tourette Syndrome: A Mini-Review Frontiers in Neurology www.frontiersin.org March, 2018 | Volume 9 | Article 13
21) Hirschtritt M, Lee P, Pauls DL, et al. (2015) Lifetime prevalence, age of risk, and genetic relationships of comorbid psychiatric disorders in Tourette syndrome. *JAMA Psychiatry* 2015; 72:325-33.
22) Bernard BA, Stebbins GT, Siegel S, et al. (2009) Determinants of quality of life in children with Gilles de la Tourette syndrome. *Mov Disord* 2009; 24:1070-3.
23) Hassan N, Cavanna AE. (2012) The prognosis of Tourette syndrome: implications for clinical practice. *Funct Neurol* 2012; 27: 23-7.
24) Robertson MM, Althoff RR, Hafez A, et al. (2008) Principal components analysis of a large cohort with Tourette syndrome. *Br J Psychiatry* 2008; 193: 31-6.
25) 稲見茉莉、金生由紀子（２０１９）「チック症の評価」『小児科臨床』72（増刊号）：１３３１－４

26）星野恭子（２０１７）「幼児期から学童期のチック・トゥレット症」『こころの科学』１９４：18－23
27）星野恭子（２０１９）「チック、Tourette 症候群の診療について」（総説）『日本小児科学会雑誌』１２３⑹：９５７－９６４

《第２章》

28）Freeman.RD. (2007) Tic disorders and ADHD: answers from a world-wide clinical dataset on Tourette syndrome. *Eur Child Adolesc Psychiatry* 2007; 1: 15-23
29）Pringsheim T. (2017) Tic Severity and Treatment in Children: The Effect of Comorbid Attention Deficit Hyperactivity Disorder and Obsessive Compulsive Behaviors. *Child Psychiatry Hum Dev.* 2017; 48: 960-966.
30）Osland ST, Steeves TDL, Pringsheim T. Pharmacological treatment for attention deficit hyperactivity disorder (ADHD) in children with comorbid tic disorders. *Cochrane Database Syst Rev* 2018; 6: CD007990.
31）Cohen SC, Mulqueen JM, Ferracioli-Oda E, et al. Meta-Analysis: Risk of Tics Associated With Psychostimulant Use in Randomized, Placebo-Controlled Trials. *J Am Acad Child Adolesc Psychiatry* 2015; 54: 728-36.
32）小坂浩隆（２０１９）「発達障害の生物学的知見」（解説）『診断と治療』１０７⑾：１３８５－１３９１
33）上島国利、ＯＣＤ研究会編（２０１０）「エキスパートによる強迫性障害（ＯＣＤ）治療ブック」星和書店
34）松永寿人、吉田賀一（２０１７）「チック・トゥレット症と強迫スペクトラム障害」『こころの科学』１９４：41－47
35）Kano Y, Kono T, Shishikura K, et al Obsessive-compulsive symptom dimensions in Japanese tourette syndrome subjects. *CNS Spectr.* 2010 15(5): 296-303.
36）Kano Y, Kono T, Matsuda N,et al. The impact of tics, obsessive-compulsive symptoms, and impulsivity on global functioning in Tourette syndrome. *Psychiatry Res.* 2015 30; 226(1): 156-61.

37）安西有紀、星野恭子、長尾ゆり、他（２０１７）「Tourette 症候群における SCAS を用いた強迫性障害と不安の評価」『脳と発達』49：４０４
38）加納健一（２００２）「小児心因性疾患における選択的セロトニン再取り込み阻害剤とタンドスピロンの臨床応用」（総説）『小児科臨床』55：１４９－１５４
39）Wang-Tso Lee, et al. Tourette Syndrome as an Independent Risk Factor for Subsequent Sleep Disorders in Children: A Nationwide Population-Based Case–Control Study. *SLEEP* 2017
40）Jiménez-Jiménez FJ, Alonso-Navarro H, García-Martín E et al. Sleep disorders in tourette syndrome. Sleep Med Rev. 2020 Oct; 53:101335. doi: 10.1016/j.smrv.2020.101335. Epub 2020 May 20.
41）Debabrata Ghosh, Prashant V Rajan,Deepanjana Dase et al. Sleep disorders in children with Tourette syndrome. Pediatr Neurol. 2014 Jul; 51(1): 31-5. doi: 10.1016/j.pediatrneurol.2014.03.017. Epub 2014 Mar 27.
42）山寺博史（２００３）「時間生物学的にみた抗うつ薬の作用の研究　脳波と体温を指標とした概日リズムに及ぼす影響」（原著論文）『日本薬物脳波学会雑誌』５：10－12
43）相良雄一郎（２００９）「抗精神病薬と睡眠脳波」（解説）『日本薬物脳波学会雑誌』13：31－36
44）神林崇、大森佑貴、今西彩、他（２０１７）「日内リズムによる問題症状とその対応　夜間睡眠の延長と睡眠相後退症候群に対する aripiprazole の有効性の検討」（解説）『神経治療学』34：４０６－４１０
45）長尾ゆり（２０２０）「〈小児の学際的な睡眠医療　基礎から臨床をつなぐ〉最新の小児睡眠医療を行うために　小児ムズムズ脚症候群と睡眠」（解説）『小児科診療』83：１３１１－１３１７
46）金生由紀子（２０１８）「チック症、吃音」『小児科診療』81（増刊号）：９０２－９０４

《第３章》

47）Leckman JF, Riddle MA, Hardin MT, et al. The Yale Global Tic Severity Scale: initial testing of a clinician-rated scale of tic severity. *J Am Acad Child Adolesc Psychiatry* 1989; 28: 566-73.
48）Yale Global Tic Severity Scale 日本語版の信頼性と妥当性　予備的研究 (Reliability and Validity of a

Japanese Version of the Yale Global Tic Severity Scale: A Preliminary Study)（英語）（原著論文）Inoko Kayo, Nishizono-Maher Aya, Tani Satoko et al.『児童青年精神医学とその近接領域』47（Suppl）：38‐48
49）星加明徳（２０１１）「小児のトゥレット障害におけるShapiroのトゥレット症候群重症度尺度を用いた重症度評価」『小児の精神と神経』51：１７７‐１８２
50）Woods DW, Piacentini J, Himle MB, et al. Premonitory Urge for Tics Scale (PUTS): initial psychometric results and examination of the premonitory urge phenomenon in youths with Tic disorders. *J Dev Behav Pediatr* 2005; 26: 397-403.
51）Kano Y, Matsuda N, Nonaka M, et al. Sensory phenomena related to tics, obsessive-compulsive symptoms, and globalfunctioning in Tourette syndrome. *Compr Psychiatry* 2015; 62:141-6.
52）Conceição VA, Dias Â, Farinha AC, et al. Premonitory urges and tics in Tourette syndrome: computational mechanisms and neural correlates. *Curr Opin Neurobiol* 2017; 46:187-199.
53）Leckman JF, Walker DE, Cohen DJ. Premonitory urges in Tourette's syndrome. *Am J Psychiatry* 1993; 150: 98-102
54）Nakajima T, Nakamura M, Taga C, et al. Reliability and validity of the Japanese version of the Yale-Brown Obsessive-Compulsive Scale. *Psychiatry Clin Neurosci.* 1995 May; 49(2): 121-6.
55）星野恭子（２０２２）「〈小児神経検査マニュアル〉症状・疾患からみた検査のすすめ方　自閉スペクトラム症」（解説）『小児科診療』（０３８６‐９８０６）85⑹：７５９‐７６５
56）星野恭子（２０２０）「〈子どもの睡眠と発達脳、そしてその障害〉神経発達症と睡眠」（解説）『外来小児科』23⑵：１９６‐２０４
57）星野恭子（２０２０）「〈小児の学際的な睡眠医療　基礎から臨床をつなぐ〉最新の小児睡眠医療を行うために　ゲーム障害と睡眠　どうしたらゲームより睡眠を選ぶか」（解説）『小児科診療』83⑽：１３２３‐１３２８
58）Balconi M, Finocchiaro R. Deficit in rewarding mechanisms and prefrontal left/right cortical effect in vulnerability for internet addiction. *Acta Neuropsychiatr* 2016; 28: 272-85.

59）Kim SH, Baik SH, Park CS, et al. Reduced striatal dopamine D2 receptors in people with Internet addiction. Neuroreport 2011; 22: 407-11.

60）Sethi NK, Labar D, Torgovnick J. Myoclonic epilepsy masquerading as a tic disorder. *Clin Neurol Neurosurg* 2007; 109: 509-11.

61）Brasić JR. Differentiating myoclonus from tics. *Psychol Rep* 2000; 86: 155-6.

62）Nomura Y, Segawa M. Neurology of Tourette's syndrome (TS) TS as a developmental dopamine disorder: a hypothesis. *Brain Dev* 2003; 25 (Suppl 1): S37-42.

63）Ghosh D, Burkman E. Relationship of serum ferritin level and tic severity in children with Tourette syndrome. Childs Nerv Syst 2017; 33:1373-1378.

64）Makki MI, Behen M, Bhatt A, et al. Microstructural abnormalities of striatum and thalamus in children with Tourette syndrome. *Mov Disord* 2008; 23: 2349-56.

65）Liu Y, Wang J, Zhang J, et al. Altered Spontaneous Brain Activity in Children with Early Tourette Syndrome: a Resting-state fMRI Study. *Sci Rep* 2017; 7: 4808.

66）Wen H, Liu Y, Rekik I, et al. Combining Disrupted and Discriminative Topological Properties of Functional Connectivity Networks as Neuroimaging Biomarkers for Accurate Diagnosis of Early Tourette Syndrome Children. *Mol Neurobiol* 2018; 55: 3251-69.

67）Liao W, Yu Y, Miao HH, et al. Inter-hemispheric Intrinsic Connectivity as a Neuromarker for the Diagnosis of Boys with Tourette Syndrome. *Mol Neurobiol* 2017; 54: 2781-9Greene DJ, Church JA,

68）彦坂興秀（１９８４）「随意運動のメカニズム、随意性の眼球運動」『神経研究の進歩』２８（１）：１３８－１５２

69）Hikosaka O, Fukuda H, Kato M, Uetake K, Nomura Y, Segawa M. Deficits in saccadic eye movements in hereditary progressive dystonia with marked diurnal fluctuation. In: Segawa M editor. Hereditary Progressive Dystonia with Marked Diurnal Fluctuation. Carnforth, U.K: Parthenon; 1983. p.159-177.

70）Nomura Y, Fukuda H, Terao Y, et al. Abnormalities of voluntary saccades in Gilles de la Tourette's syndrome: pathophysiological consideration. *Brain Dev* 2003; 25: 48-54.

71）星野恭子、長尾ゆり、林雅晴、木村一恵、八森啓、福田秀樹、徳重真一、寺尾安生（２０１６）「Gille de la Tourette 症候群の眼球運動検査による基底核障害の評価について」（会議録）『脳と発達』48（Suppl.）：S２６７

72）Fukuda H, Segawa M, Nomura Y, Nishihara K, Ono Y. Phasic activity during REM sleep in movement disorders. In: Segawa M, Nomura Y. editors. Age-Related Dopamine-Dependent Disorders. Monogr Neural Sci. Basel: Karger; 1995. vol.14, p.69-76.

73）寺尾安生、福田秀樹「トゥレット症候群の病態：神経生理学的建久眼球運動検査」『難治性疾患克服研究事業、トゥレット症候群の診断、治療、予防に関する臨床的研究』平成22年～24年総合研究報告

74）Kimura K, Nagao Y, Hachimori K, et al. Pre-movement gating of somatosensory evoked potentials in Segawa disease. *Brain Dev* 2016; 38: 68-75.

75）木村一恵「トゥレット症候群（ＴＳ）における運動準備状態の体性感覚誘発電位（ＳＥＰｓ）」『難治性疾患克服研究事業、トゥレット症候群の診断、治療、予防に関する臨床的研究』平成22年～24年総合研究報告

76）Ziemann U, Paulus W, Rothenberger A. Decreased motor inhibition in Tourette's disorder: evidence from transcranial magnetic stimulation. *Am J Psychiatry* 1997; 154: 1277-1284.

《第４章》

77）Quezada J, Coffman KA. Current Approaches and New Developments in the Pharmacological Management of Tourette Syndrome. CNS Drugs 2018; 32: 33-45.

78）Pringsheim T, Okun MS, Müller-Vahl K, et al. Practice guideline recommendations summary: Treatment of tics in people with Tourette syndrome and chronic tic disorders. *Neurology* 2019; 92: 896-906.

79）Rizzo R, Pellico A, Silvestri PR, et al. A Randomized Controlled Trial Comparing Behavioral, Educational, and Pharmacological Treatments in Youths With Chronic Tic Disorder or Tourette Syndrome. *Front Psychiatry* 2018; 9: 100.

80）濱本優、金生由紀子（２０１７）「Tourette 症に対する薬物療法のエビデンスと治療ガイドライン」『臨床精神薬理』20：６６５－６７０
81）Murphy T, Heyman, I. Group Work in Young People with Tourette Syndrome. *Child Adolesc Ment Health* 2017; 12: 46-8.
82）Hollis C, Pennant M, Cuenca J, et al. Clinical effectiveness and patient perspectives of different treatment strategies for tics in children and adolescents with Tourette syndrome: a systematic review and qualitative analysis. *Health Technol Assess* 2016; 20: 1-450, vii-viii.
83）Whittington C, Pennant M, Kendall T, et al. Practitioner Review: Treatments for Tourette syndrome in children and young people - a systematic review. *J Child Psychol Psychiatry* 2016; 57: 988-1004.
84）Roessner V, Plessen KJ, Rothenberger A, et al. (ESSTS Guidelines Group). European clinical guidelines for Tourette syndrome and other tic disorders. Part II: pharmacological treatment. *Eur Child Adolesc Psychiatry* 2011; 20: 173-96.
85）Hamamoto Y, Fujio M, Nonaka M, et al. Expert consensus on pharmacotherapy for tic disorders in Japan. *Brain Dev* 2019; 41: 501-6.
86）Pringsheim T, Holler-Managan Y, Okun MS, et al. Comprehensive systematic review summary: Treatment of tics in people with Tourette syndrome and chronic tic disorders. *Neurology* 2019; 92: 907-15.
87）Mills S, Hedderly T. A guide to childhood motor stereotypies, tic disorders and the tourette spectrum for the primary care practitioner. *Ulster Med J* 2014; 83: 22-30.
88）Ganos C, Martino D, Pringsheim T. Tics in the Pediatric Population: Pragmatic Management. *Mov Disord Clin Pract* 2017; 4: 160-72.
89）星野恭子（２０２１）「神経発達症セミナー　あきらめないチック・トゥレット治療　様子見ましょうと言わない治療」（解説）『小児保健研究』80（6）：７５７－７６３
90）星野恭子（２０２１）「〈子どもの成長過程に現れる心と体の問題〉チック、トゥレット症候群」（解説）

『チャイルド ヘルス』24 ⑽：731－734
91）Ungerstedt U. Striatal dopamine release after amphetamine or nerve degeneration revealed by rotational behaviour. *Acta Physiol Scand Suppl.* 1971; 367: 49-68.
92）田中茂樹、野村芳子、瀬川昌也（1989）「結節性硬化症における回転運動発作とSubependymal nodule の病態生理について」『順天堂医学』34 ⑷：520－527
93）Nezu A, et al. Roles of a subependymal nodule of tuberous sclerosis on pathophysiology of epilepsy . *Jpn J Psychiatr Neurol* 1991; 45: 372-7.
94）八森啓、他（1997）「ギルドラトゥレット症候群（GTS）に対する極少量 L-Dopa 療法」（会議録）『脳と発達』29：S113
95）星野恭子、内野じゅん、八森啓、木村一恵、野村芳子、瀬川昌也（2003）「Gilles de la Tourette syndrome (GTS) の治療　少量 L-dopa 療法と生活指導の効果について」（会議録）『脳と発達』3（suppl）：S161
96）八森啓、瀬川昌巳、星野恭子、木村一恵、野村芳子、瀬川昌也（2005）「Gille de la Tourette 症候群（GTS）に対する極少量 L-dopa 療法の効果と効果に及ぼす因子」（会議録）『神経治療学』22：410
97）中村康子、四方あかね（2013）「チックおよびこだわりに対し少量L－ドパ療法が効果的であった Tourette 症候群の1例」『脳と発達』47（suppl）：S369
98）Hoshino K, Hayashi M, Ishizaki A, et al. Very-Low-Dose Levodopa Therapy for Pediatric Neurological Disorders: A Preliminary Questionnaire in Japan. Front Pediatr. 2021 Mar 4; 9: 569594. doi: 10.3389/fped.2021.569594. eCollection 2021.
99）木全かおり（2019）「繰り返すチック症状に抑肝散加陳皮半夏が著効した一例」『Phil 漢方』77：4－5
100）岩間正文、入山恵津子（2019）「慢性チック症に対する漢方エキス剤の改善効果」『漢方と最新治療』28：84－88
101）岩間正文（2015）「小児漢方の現状と未来　当院における小児漢方治療の現状　小建中湯、柴胡桂枝湯、抑肝散の成績を中心に」『日本小児東洋医学会誌』28：42－45

102）Zheng Y, Zhang ZJ, Han XM, et al. A proprietary herbal medicine (5-Ling Granule) for Tourette syndrome: a randomized controlled trial. *J Child Psychol Psychiatry* 2016; 57: 74-83.
103）de Caires S, Steenkamp V. Use of Yokukansan (TJ-54) in the treatment of neurological disorders: a review. *Phytother Res* 2010; 24: 1265-70.
104）磯野有章子、長尾ゆり、林雅晴、他（２０１６）「Gille de la Tourette 症候群に対するアリピプラゾール治療の有効性」（会議録）『脳と発達』48：２６８
105）Zheng W, Li XB, Xiang YQ,et al. Aripiprazole for Tourette's syndrome: a systematic review and meta-analysis. *Hum Psychopharmacol* 2016; 31: 11-8.
106）Gerasch S, Kanaan AS, Jakubovski E, et al. Aripiprazole Improves Associated Comorbid Conditions in Addition to Tics in Adult Patients with Gilles de la Tourette Syndrome. *Front Neurosci* 2016; 10:35)
107）Kano Y, Kono T, Matsuda N, et al. The impact of tics, obsessive-compulsive symptoms, and impulsivity on global functioning in Tourette syndrome. *Psychiatry Res* 2015; 226: 156-61.
108）van Balkom AJ, Emmelkamp PM, Eikelenboom M et al. Cognitive therapy versus fluvoxamine as a second-step treatment in obsessive-compulsive disorder nonresponsive to first-step behavior therapy. *Psychother Psychosom.* 2012; 81: 366-74.
109）Conelea CA, Walther MR, Freeman JB, et al. Tic-related obsessive-compulsive disorder (OCD): phenomenology and treatment outcome in the Pediatric OCD Treatment Study II. *J Am Acad Child Adolesc Psychiatry* 2014; 53: 1308-16.
110）Skarphedinsson G, Compton S, Thomsen PH, et al. Tics Moderate Sertraline, but Not Cognitive-Behavior Therapy Response in Pediatric Obsessive-Compulsive Disorder Patients Who Do Not Respond to Cognitive-Behavior Therapy. *J Child Adolesc Psychopharmacol* 2015; 25: 432-9.
111）March JS, Franklin ME, Leonard H, et al. Tics moderate treatment outcome with sertraline but not cognitive-behavior therapy in pediatric obsessive-compulsive disorder. *Biol Psychiatry* 2007; 61: 344-7.
112）星野恭子、長尾ゆり、木村一恵、他（２０１８）「Attention deficit hyperkinetic disorder（ＡＤＨＤ）67名

（Tourette 症合併38名）における Guanfacine (GXR) の臨床経験　第１報：有効性」『脳と発達』50：Ｓ３３８
113）長尾ゆり、星野恭子、木村一恵、他（２０１８）「Attention deficit hyperkinetic disorder（ＡＤＨＤ）67名（Tourette 症合併38名）における Guanfacine（GXR）の臨床経験　第２報：副作用」（会議録）『脳と発達』50：Ｓ３３９
114）Arnsten A, Steere J, Hunt R. (1996) The contribution of alpha-2 noradrenergic mechanisms of prefrontal cortical cognitive function. Potential significance for attention-deficit hyperactivity disorder. Archives of General Psychiatry 53: 448-455.
115）Hunt RD, Arnsten A, Asbell MD. (1995) An open trial of guanfacine in the treatment of attention-deficit hyperactivity disorder. *J Am Acad Child Adolesc Psychiatry*: 34(1): 50-54.
116）Chappell PB, Riddle MA, Scahill L, et al. (1995) Guanfacine treatment of comorbid attention-deficit hyperactivity disorder in Tourette's syndrome: Preliminary clinical experience. *J Am Acad Child Adolesc Psychiatry* 34: 1140-1146.
117）Scahill L, Chappell PB, Kim YS, et al. A placebo-controlled study of guanfacine in the treatment of children with tic disorders and attention deficit hyperactivity disorder. *Am J Psychiatry* 2001; 158: 1067-1074.
118）野崎真紀、林雅晴（２０２２）「〈眠らない子ども～大人が今できること～〉発達に課題がある子どもの睡眠　発達障害児に対する薬物療法（メラトニンを中心に）」（解説）『チャイルド　ヘルス』25 (7)：５２５－５２８

《第５章》

119）Cohen DJ, Bruun RD, Leckman JF, eds. Tourette's Syndrome and TIC Disorders: Clinical Understanding and Treatment. NY: John Wiley & Sons, 1988
120）Douglas W.W, John C.P, Susanna W.C, et al.（２０１８）『チックのための包括的行動的介入（ＣＢＩＴ）セラピストガイド』丸善

121) Verdellen C, van de Griendt J, Hartmann A, et al. (ESSTS Guidelines Group). European clinical guidelines for Tourette syndrome and other tic disorders. Part III: behavioural and psychosocial interventions. *Eur Child Adolesc Psychiatry* 2011; 20: 197-207.
122) Yates R, Edwards K, King J, et al. Habit reversal training and educational group treatments for children with tourette syndrome: A preliminary randomised controlled trial. *Behav Res Ther* 2016; 80: 43-50.
123) Rizzo R, Pellico A, Silvestri PR, et al. A Randomized Controlled Trial Comparing Behavioral, Educational, and Pharmacological Treatments in Youths With Chronic Tic Disorder or Tourette Syndrome. *Front Psychiatry* 2018; 9: 100.
124) Piacentini J, Woods DW, Scahill L, et al. Behavior therapy for children with Tourette disorder: a randomized controlled trial. *JAMA* 2010; 303: 1929-37.
125) Sukhodolsky DG, Woods DW, Piacentini J, et al. Moderators and predictors of response to behavior therapy for tics in Tourette syndrome. *Neurology* 2017; 88: 1029-36.
126) Bergin A, Waranch HR, Brown J, et al. Relaxation therapy in Tourette syndrome: a pilot study. *Pediatr Neurol* 1998; 18: 136-42.
127) Chunsong Yang , Xiao Cheng , Qiyunrui Zhang et al. Interventions for tic disorders: An updated overview of systematic reviews and meta analyses. Psychiatry Res. 2020 May; 287: 112905. doi: 10.1016/j.psychres.2020.112905.
128) Andrén P, Aspvall K, Fernández de la Cruz L, et al. Therapist-guided and parent-guided internet-delivered behaviour therapy for paediatric Tourette's disorder: a pilot randomised controlled trial with long-term follow-up. *BMJ Open* 2019; 9: e024685.
129) Nissen JB, Kaergaard M, Laursen L, et al. Combined habit reversal training and exposure response prevention in a group setting compared to individual training: a randomized controlled clinical trial. *Eur Child Adolesc Psychiatry* 2019; 28: 57-68.
130) Rizzo R, Pellico A, Silvestri PR, et al. A Randomized Controlled Trial Comparing Behavioral,

Educational, and Pharmacological Treatments in Youths With Chronic Tic Disorder or Tourette Syndrome. *Front Psychiatry* 2018; 9: 100.

131）Sukhodolsky DG, Woods DW, Piacentini J, et al. Moderators and predictors of response to behavior therapy for tics in Tourette syndrome. Neurology 2017; 88: 1029-36. Day M, Clarke SA, Castillo-Eito L, et al. Psychoeducation for Children with Chronic Conditions: A Systematic Review and Meta-analysis. *J Pediatr Psychol* 2020; 45: 386-398.

132）Kepley HO, Conners S. Management of learning and school difficulties in children with Tourette syndrome. In: Woods DW, Piacentini JC, Walkup JT (eds). *Treating Tourette syndrome and tic disorders: a guide for practitioners.* New York: Guilford Press, 2007, pp.242-64.

133）Friedrich S, Morgan SB, Devine C. Children's attitudes and behavioral intentions toward a peer with Tourette syndrome. *J Pediatr Psychol* 1996; 21: 307-19.

134）Woods DW, Marcks BA. Controlled evaluation of an educational intervention used to modify peer attitudes and behavior toward persons with Tourette's Syndrome. *Behav Modif* 2005; 29: 900-12.

135）Woods DW, Piacentini J, Chang SW, et al. *Managing Tourette Syndrome: A Behavioral Intervention for Children and Adolescents: Therapist Guide.* New York; Oxford University Press, 2008.

136）星野恭子、福水道郎、長尾ゆり、他（２０２２）「当院におけるトゥレット症に対する包括的行動的介入（ＣＢＩＴ）の効果」（会議録）『脳と発達』54（Suppl）：Ｓ２１６

137）Kaido, Hirabayashi, Muraseet al. Deep slow nasal respiration with tight lip closure for immediate attenuation of severe tics. *J Clin Neurosci* 2020 Jul; 77: 67-74. doi: 10.1016/j.jocn.2020.05.037.

138）Gilbert RW(2013) Tic modulation using sensory tricks. Tremor Other Hyperkinet Mov (N Y). 2013;3:tre-03-115-3129-1. doi: 10.7916/D81G0KZR.

139）Murakami J, Tachibana Y, Akiyama S,et al. Oral splint ameliorates tic symptoms in patients with tourette syndrome. *Mov Disord.* 2019 Oct; 34(10): 1577-1578. doi: 10.1002/mds.27819.

140）村上旬平、吉田篤、加藤隆史、他（２０２１）「Tourette 症候群のチック症状に対する歯科スプリントによる治療効果」（原著論文）『障害者歯科』42 (2)：１４７－１５２

141）村上旬平（２０２２）「〈咬合と全身の関わり〉Tourette（トゥレット）症候群と歯科スプリント治療 Tourette 症候群における歯科スプリントによるチック軽減効果」（解説）『小児歯科臨床』27 (9)：６－14

142）Kaido T, Otsuki T, Kaneko Y, et al. Deep brain stimulation for Tourette syndrome: a prospective pilot study in Japan. *Neuromodulation* 2011; 14: 123-8.

143）星野恭子、長尾ゆり、野崎真紀他（２０２２）「脳深部刺激（cm-pf 核）にて治療した重症トゥレット症７例」（会議録）『第16回パーキンソン病・運動障害疾患コングレスプログラム・抄録集』Ｐ95

144）星野恭子、林雅晴、木村一恵、その他（２０１８）「深部脳刺激（ＤＢＳ）により運動・非運動症状が改善したトゥレット症の１成人例」（会議録）『第12回パーキンソン病・運動障害疾患コングレスプログラム・抄録集』：Ｐ１０１

145）Schrock LE, Mink JW. Tourette Syndrome Association International Deep Brain Stimulation (DBS) Database and Registry Study Group. Tourette syndrome deep brain stimulation: a review and updated recommendations. *Mov Disord* 2015; 30: 448-71.

146）Efficacy and Safety of Deep Brain Stimulation in Tourette Syndrome: The International Tourette Syndrome Deep Brain Stimulation Public Database and Registry. *JAMA Neurol.* 75(3): 353-359. 201

147）Deep Brain Stimulation for Tourette-Syndrome: A Systematic Review and Meta-Analysis. Brain Stimul. 9(2): 296-304. 2016

148）Tourette Syndrome Deep Brain Stimulation: A Review and Updated Recommendations. *Movement Disorders;* 30(4): 2015

149）Kimura Y, Iijima K, Takayama Y, et al. Deep Brain Stimulation for Refractory Tourette Syndrome: Electrode Position and Clinical Outcome. Neurol Med Chir (Tokyo). 2021 Jan 15; 61(1): 33-39. doi: 10.2176/nmc.oa.2020-0202. Epub 2020 Nov. 26.

150）Ethics of Deep Brain Stimulation in Adolescent Patients with Refractory Tourette Syndrome: a

Systematic Review and Two Case Discussions. *Neuroethics* 11(2): 143-155. 2018
151）Roles of the thalamic CM-PF complex-Basal ganglia circuit in externally driven rebias of action. *Brain Res Bull.* 78(2-3): 75-9. 2009

《第６章》

152）Hong SB, Kim JW, Shin MS, et al. Impact of family environment on the development of tic disorders: epidemiologic evidence for an association. *Ann Clin Psychiatry* 2013; 25: 50-8.
153）Conelea CA, Woods DW. The influence of contextual factors on tic expression in Tourette's syndrome: a review. *J Psychosom Res* 2008; 65: 487-96.
154）新井卓（２０１８）「児童・思春期のチック・トゥレット症と周辺症状」『医学と薬学』75：25－９
155）本多和子（２０１８）『「何度言ったらわかるの?」を「できた!」に変える上手な伝え方』学研
156）有田秀穂（２００６）『脳内物質のシステム神経生理学―精神精気のニューロサイエンス』中外医学社
157）有田秀穂（２０１１）『人間性のニューロサイエンス―前頭前野、帯状回、島皮質の生理学』中外医学社
158）瀬川昌也（２００８）「〈知・情・意の神経学〉知・情・意の発達と脳」（解説）『BRAIN and NERVE：神経研究の進歩』60（9）：１００９－１０１６
159）Principles of Neural science. Third edition Kandel et al. *Elsevier* 1991: 853-867.
160）Lapidus K, Stern E, Berlin H, et al. Neuromodulation for obsessive-compulsive disorder. *Neurotherapeutics.* 2014 Jul; 11(3): 485-95. doi: 10.1007/s13311-014-0287-9.
161）Sukhodolsky DG, Vitulano LA, Carroll DH, et al. Randomized trial of anger control training for adolescents with Tourette's syndrome and disruptive behavior. *J Am Acad Child Adolesc Psychiatry* 2009; 48: 413-21.

◇ シリーズ監修者

齊藤万比古（さいとう・かずひこ）

1979 年 7 月国立国府台病院児童精神科。2003 年 4 月国立精神・神経センター精神保健研究所児童・思春期精神保健部長。2006 年 5 月国立精神・神経センター国府台病院リハビリテーション部長。2010 年 4 月独立行政法人国立国際医療研究センター国府台病院精神科部門診療部長。2013 年 4 月母子愛育会総合母子保健センター愛育病院小児精神保健科部長。日本児童青年精神医学会理事長、日本精神神経学会代議員、日本思春期青年期精神医学会運営委員。

専門は児童思春期の精神医学。長年、不登校・ひきこもりに関する臨床と研究に取り組んでいる。

編著書に『ひきこもり・不登校から抜け出す！』（日東書院　2013)、『素行障害―診断と治療のガイドライン』（金剛出版　2013)、『子どもの心の診療シリーズ１～８』（中山書店　2008 ～ 2011)、監訳書に『児童青年精神医学大事典』（西村書店　2012）など多数。

市川宏伸（いちかわ・ひろのぶ）

東京大学大学院薬学研究科修士課程修了、北海道大学医学部卒業。東京医科歯科大学神経精神科を経て、1982 年より東京梅ヶ丘病院に勤務。1998 年より同病院副院長、2003 年より同病院院長となり、2010 年より東京都立小児総合医療センター顧問。日本児童青年精神医学会監事。専門は児童精神医学、発達障害。

編著書に『発達障害―早めの気づきとその対応』（中外医学社　2012)、『AD/HD のすべてがわかる本』（講談社　2006)、『広汎性発達障害の子どもと医療』（かもがわ出版　2004)、『子どもの心の病気がわかる本』（講談社　2004）など多数。

本城秀次（ほんじょう・しゅうじ）

名古屋大学医学部精神医学教室助手、名古屋大学教育学部助教授を経て、名古屋大学発達心理精神科学教育研究センター児童精神医学分野教授。医学博士。日本児童青年精神医学会常務理事、日本乳幼児医学・心理学会理事長、愛知児童青年精神医学会理事長。

専門は児童・青年精神医学。とりわけ、登校拒否、家庭内暴力、あるいは、強迫性障害、摂食障害など、神経症的問題に対して臨床的、心理療法的研究を行っている。

著訳書に『今日の児童精神科治療』（金剛出版　1996)、『乳幼児精神医学入門』（みすず書房　2011)、『子どもの発達と情緒の障害』（監修 岩崎学術出版社　2009)、コフート『自己の治癒』『自己の修復』（みすず書房　1995）ほか多数。

［著者紹介］

星野恭子（ほしの・きょうこ）

医療法人社団昌仁醫修会 瀬川記念小児神経学クリニ ック理事長、瀬川小児神経学研究所所長。日本小児科学会専門医、日本小児神経学会専門医。
東邦大学大森病院第一小児科にて研修、関東の病院にて勤務後、2000年、旧瀬川小児神経学クリニック研修中に早起きサイトを結成。2005年、早稲田大学にて時計遺伝子研究を経て、2010年から和歌山県南紀の南和歌山医療センターに勤務。全国での講演や和歌山県教育委員会はじめ地方自治体のパンフレット作成や啓発活動に協力、2013年に文部科学大臣表彰を受賞した。2014年、瀬川昌也院長先生が逝去されたことから、2015年、小児神経学クリニック院長に就任、2017年10月1日クリニックの医療法人化により医療法人社団 昌仁《しょうじん》醫《い》修会《しゅうかい》 瀬川記念小児神経学クリニック理事長として、臨床研究を中心とした睡眠の啓発活動の拠点を目指している。2021年、今までの医療、全国での講演、地域医療への貢献が評価され「日本医師会赤ひげ大賞赤ひげ功労賞」受賞。

■役職
日本小児神経学会評議員
日本睡眠学会評議員
日本パーキンソン病・運動障害疾患学会評議員
MDS TaskForce and Pediatric member
日本小児神経学会社会保険・薬事委員会委員
日本小児神経学会チック診療ガイドライン策定WG委員
NPO法人日本トゥレット協会理事
日本小児神経学会　子どもの眠り研究会世話人
公益社団法人神田医師会理事
子どもの早起きをすすめる会（社会と共に子どもの睡眠を守る会）発起人
極少量エルドパ療法研究会発起人
東京都医師会学校精神保健検討委員会
千代田区いじめ問題調査委員会委員
不眠研究会世話人

■編　　集　鈴木庸
■イラスト　藤原ヒロコ
■組　　版　本庄由香里（GALLAP）
■図版作成　関根千絵
■装　　幀　根本真路
■装 幀 画　祖敷大輔

子どものこころの発達を知るシリーズ ⑪

チック・トゥレット症の子どもたち

内的感覚の理解と治療意欲を支える

2023 年 4 月 10 日　第 1 刷発行

監修者　齊藤万比古 ＋ 市川宏伸 ＋ 本城秀次

著　者　星野恭子

発行者　坂上美樹

発行所　合同出版株式会社
東京都小金井市関野町 1-6-10
郵便番号　184-0001
電話 042（401）2930
振替 00180-9-65422
ホームページ　https://www.godo-shuppan.co.jp/

印刷・製本　株式会社シナノ

■刊行図書リストを無料進呈いたします。
■落丁・乱丁の際はお取り換えいたします。

ISBN978-4-7726-1512-9　NDC 370　210 × 148